瑞金医生

教你病毒那些事儿

名誉主编　俞郁萍　陈尔真

主　　编　朱　凡

副 主 编　唐文佳

编写人员　卞冬生　李　东　韩康妮　周邦彦

顾　　问　倪语星

上海科学技术文献出版社
Shanghai Scientific and Technological Literature Press

图书在版编目（CIP）数据

瑞金医生教你病毒那些事儿 / 上海交通大学医学院附属瑞金医院编．—上海：上海科学技术文献出版社，2022

ISBN 978-7-5439-8228-4

Ⅰ．①瑞…　Ⅱ．①上…　Ⅲ．①病毒病—防治—普及读物　Ⅳ．① R511-49

中国版本图书馆 CIP 数据核字 (2020) 第 233301 号

责任编辑：徐　静
封面设计：留白文化

瑞金医生教你病毒那些事儿
RUIJIN YISHENG JIAONI BINGDU NAXIESHI'ER
上海交通大学医学院附属瑞金医院　编
出版发行：上海科学技术文献出版社
地　　址：上海市长乐路 746 号
邮政编码：200040
经　　销：全国新华书店
印　　刷：常熟市人民印刷有限公司
开　　本：720mm×1000mm　1/16
印　　张：12.5
字　　数：204 000
版　　次：2022 年 1 月第 1 版　2022 年 1 月第 1 次印刷
书　　号：ISBN 978-7-5439-8228-4
定　　价：48.00 元
http://www.sstlp.com

前　言

2020 注定是不平凡的一年，突如其来的新冠肺炎疫情是百年来全球发生的严重传染病大流行，也是中华人民共和国成立以来遭遇的重大突发公共卫生事件。面对这个未知却又有高度传染性的病毒，人类究竟该如何在这样严峻的形势下，最大可能地保障生命健康安全，成了全新的论题。

作为全国顶尖的综合性医院，同时也是上海市首批科普教育基地，瑞金医院立足丰富的医疗资源，依靠强大的专家团队，组织专家从新型冠状病毒的起源、诊断、治疗、预防以及特殊人群的重点防护等各个方面撰写科普文章；同时针对大众最为担心、疑惑和疫情防治的热点进行深度解读，提供最硬核的第一手健康资讯。

随着疫情防控进入常态化，更需要大众强化风险意识，做足防控“功课”，编者特别选取了医院发表在各大媒体及官方微信平台中广受读者欢迎的新冠肺炎科普文章，精心整理成册。文章通俗易懂，不仅涉及新冠病毒的相关医学知识，也涵盖居家消毒、心理健康、合理营养、康复锻炼等大众更为关注的健康知识话题，以帮助读者进一步认识病毒、在常态化疫情防控中提升健康素养，加强自我防护。

目 录
CONTENTS

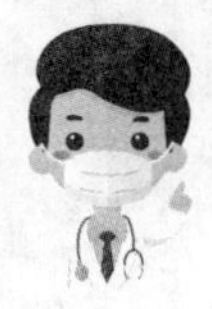

第一篇　探秘新型冠状病毒

冠状病毒与新型冠状病毒的来龙去脉

新型冠状病毒肺炎于2019年12月首次被报道，截至2021年6月已在全世界两百多个国家和地区蔓延，感染人数已达1.8亿多人，死亡人数已近四百万人。尽管我国已通过积极全面的应对措施将新冠病毒的传播保持在非常低的水平，但在全球大流行的背景下，输入性病例以及少数未被发现的病例对于此次新冠肺炎疫情的防控仍然是一次重大的考验。那么，此次肆虐人间的冠状病毒究竟是什么？这些病毒又是怎么感染到人类的呢？

什么是冠状病毒

病毒的结构十分简单，简单来说就像是个汤圆，外层是蛋白质壳，包裹着内部的遗传物质。病毒是纳米级别的颗粒，比细菌还要小很多，需要借助电子显微镜才能观察到。在电镜下观察，冠状病毒的外形像皇冠，颗粒包膜上存在类似于镶嵌在皇冠上珠宝的突起，就是刺突蛋白（Spike，S），它是与宿主细胞上相应受体结合的位点，因此能决定病毒感染哪些生物，以及感染细胞的类型。冠状病毒的遗传物质是单股RNA正链，其基因组是所有已知的RNA病毒中最大的。不同于DNA双螺旋的稳定结构，RNA在复制过程中没有互补碱基对帮助纠错，因此更容易产生基因变异。历史上其他五次国际公共卫生紧急事件（PHEIC），包括2009年的甲型H1N1流感、2014年的脊髓灰质炎疫情、2014年的西非埃博拉疫情，2015—2016年的寨卡疫情、2018年开始的刚果（金）埃博拉疫情的病原体都是RNA病毒。

病毒在遗传谱系上的亲缘关系也有远近之分。按照病毒的系统发育，冠状

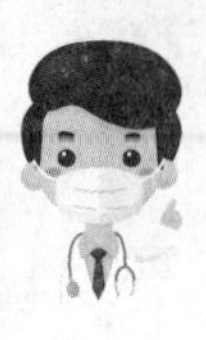

病毒又分成了 α、β、γ、δ 四个属，不同属的冠状病毒感染的宿主不同。大体上来说，α、β 属冠状病毒感染哺乳动物，而 γ、δ 属冠状病毒感染禽类。目前已发现 7 种可感染人的冠状病毒，其中 4 种比较常见的能引起人类感冒的冠状病毒分别是 229E、OC43、NL63 和 HKU1。近年来比较受关注的包括引起呼吸道综合征且具有较高致死率的 SARS 冠状病毒、MERS 冠状病毒以及此次新型冠状病毒，在系统进化树上都是 β 属冠状病毒。

冠状病毒的进化历程

病毒的生存需要“寄人篱下”，必须在宿主细胞内寄生，许多人类的新发传染病都和动物有关，这种跨物种的感染，也叫病毒的宿主转移。事实上，这些感染人类的病毒不是现在才出现的，病毒的自然宿主就像在自然界中的一个蓄水池，而病毒为了自己的生存在自然宿主体内经过了长期进化。就拿冠状病毒来说，尽管大多数感染人的冠状病毒在近些年才被发现，但从分子进化上来看，其中一些病毒是数百年前紧密相关的冠状病毒的分支。以 SARS 病毒和 MERS 病毒为例，从分子水平的进化上估计，它们都是在过去 30 年里从蝙蝠冠状病毒中进化而来的。

病毒在离开自然宿主的过程中很大概率会死亡，当病毒遇到新物种并试图感染他们时通常也都是以失败告终。多数情况下，宿主间的遗传差异太大，新物种并不一定是适宜病毒生存的环境。但病毒的数量实在惊人，总有些病毒能成功进入新物种的细胞，一些病毒会马上被宿主的免疫系统发现并消灭，一些病毒通过突变成功压制或逃避宿主免疫系统的攻击，并对宿主进行反攻。因此，病毒对人类造成的影响，是由病毒和人体免疫系统的反应共同决定的。当人体的免疫系统发现病毒入侵就会攻击病毒，特别是遇到新的病原体时，免疫系统就会释放出各种大招想要消灭入侵的病毒，但过强的免疫反应也会导致机体的自我损伤从而产生严重的疾病，这就是 SARS 病毒感染的结局。

病毒为了在被宿主的免疫系统捕获并消灭前成功感染并进入细胞，进化出了与宿主细胞特定的互动方式：即病毒外层的蛋白质会与特定细胞上的受体匹配结合，冠状病毒上就是 S 蛋白负责结合宿主细胞上的特定受体，促进病毒感染。打个比方，细胞表面的特定受体就像把锁，而冠状病毒上 S 蛋白就是钥匙，一旦匹配的钥匙转动了对应的这把锁，病毒就能成功进入宿主细胞，感染也就开始了。病毒表面的蛋白由病毒基因组编码，为了感染新宿主，病毒的基因会发生突变，从而改变其合成的病毒蛋白，使其有机会能感染新物种的细胞。此次新型冠状病毒和SARS病毒一样都是通过结合血管紧张素转化酶2(ACE2)进入细胞感染人的呼吸道，它的近亲是来源于蝙蝠的冠状病毒，且二者之间不同之处主要在于识别宿主细胞受体的S蛋白。极有可能就是这个变化，让新型冠状病毒具备了感染人的能力。

病毒进入细胞后就会采取措施征用宿主细胞的各种资源，以百万级迅速复制自己的基因遗传物质并感染更多的细胞。病毒复制过程中极易发生随机突变，但在进化过程中发生的突变大多是无用的，只有一小部分突变可以使病原体容易感染新物种；病毒在复制过程中还会产生一系列的亚基因组RNA，这提高了不同病毒谱系间的同源重组率，产生的具有高度遗传多样性的新型病毒在感染期间的毒力也会发生不可预测的变化。

冠状病毒拥有广泛宿主的特点和自身庞大的基因组的结构使其在进化中极易发生基因重组和变异，这些适应性的改变增加了病毒的遗传多样性，也使得"宿主转移"的跨物种感染更易发生。在适当条件下，能够感染人类的新的冠状病毒可能还会不断地出现。

冠状病毒对人类的影响

1937年，冠状病毒首次从鸡胚中分离得到。1965年，Tyrrell和Bynoe在1例普通感冒患者体内分离出了第一株人体内的冠状病毒，并将这种病毒命名为B814，当时，人类对冠状病毒知之甚少。1966年和1967年，芝加哥大学和美国国立卫生研究院的科学家，分别从普通感冒患者的呼吸道中分离出了229E和OC43冠状病毒，这就是最早被发现的两类感染人的冠状病毒。该病毒在全球广泛分布，它们也是引起普通感冒和上呼吸道感染最主要的病毒之一。

2002年，"非典"让人们第一次认识到冠状病毒意想不到的杀伤力。2002年11月，第一个SARS病例出现于广东佛山，并很快在广东暴发，多数病例呈现出相似的临床症状：发烧、咳嗽、呼吸困难，胸片显示双肺阴影，部分患者出现了呼

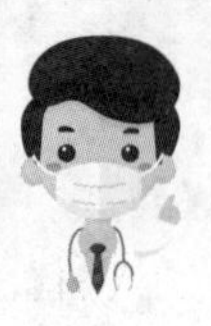

吸衰竭。起初人们并不认识这种疾病，当时使用针对细菌感染的各种抗生素均不见效，专家们把这种不明原因的传染病称为“非典型肺炎”。2003 年 3 月，香港大学和美国疾病预防控制中心先后在这群患者的样本中分离出了 SARS 病毒，人们才知道这场不明原因肺炎的致病源是一种之前从未在人类中发现过的新型冠状病毒。直至 2003 年 7 月，这场肆虐全球的严重急性呼吸综合征共波及了 37 个国家和地区，累计报告病例数达 8 273 例，死亡 775 例，病死率近 10%，警示着全人类冠状病毒存在的重大危害性，但冠状病毒感染人类的脚步并没有停下。

2004 年，从荷兰一名 7 个月大的婴儿体内分离出了一种新的冠状病毒 NL63(NL, Netherlands)，同年从一名 8 个月大的男婴体内也分离出了这种冠状病毒。NL63 主要感染幼儿、老年人和免疫功能低下的呼吸系统疾病患者，感染所致的呼吸系统症状类似于普通感冒。2005 年，在一名 71 岁的香港患者体内发现了冠状病毒 HKU1，这种病毒导致的呼吸道感染症状不易与其他呼吸道病毒引起的症状进行区分，绝大多数患者都有发烧、流涕、咳嗽等常见症状。HKU1 感染大多具有自限性，但在儿童中 HKU1 感染还与癫痫高发相关。

2012 年，能够引起严重呼吸道感染症状甚至导致死亡的 MERS 疫情来势汹汹。2012 年 6 月 13 日，一名 60 岁沙特阿拉伯男性患者因有 7 天的发烧、咳嗽、咳痰和呼吸急促症状住院，在进行一系列治疗后，患者仍因进行性呼吸系统和肾衰竭在入院 11 天后离世。2012 年 10 月，国际上才首次报道这名患者的死因是从他的肺中分离出的一种新型的冠状病毒即 MERS 病毒。这种病毒感染后典型的疾病病程从发热、咳嗽、发冷、嗓子疼痛、肌肉疼痛、关节疼痛开始，然后出现呼吸困难并迅速发展为肺炎，还有约 1/3 的患者有腹泻和呕吐等胃肠道症状，急性肾功能不全也是该疾病最明显的特征之一。MERS 病毒起源于中东地区，但并不妨碍它在全世界蔓延，随着人口的流动，2015 年 MERS 病毒在韩国引起了二次暴发，截至 2015 年 12 月，全球确诊的 MERS 病例有 1 621 例，死亡 584 例，病死率高达 36%。

新型冠状病毒的进化来源

此次新型冠状病毒感染的早期症状包括不同程度的发烧、咳嗽、呼吸困难等，所以在疫情的一开始病原体尚不明确的情况下，不少人都认为是“非典”卷土重来。2020 年 1 月 5 日，武汉市卫健委的通报第一次明确地将此次不明原因肺炎与 SARS 划清界限；1 月 7 日，我国专家组将此次不明原因的肺炎病原体初步判定为新型冠状病毒（简称“新冠病毒”）；1 月 12 日，世界卫生组织正式将造成这次疫情的新型冠状病毒命名为“Covid-19（corona virus disease 19）”；2 月 11 日，国际病毒分类委员会的冠状病毒研究小组（CSG）将新型冠状病毒正式命名为 SARS-CoV-2（severe acute respiratory syndrome coronavirus 2）。

此前发现的人冠状病毒都是源自野生动物的人畜共患病原体。武汉早期发现的确诊病例多半有华南海鲜市场暴露史，这一线索也告诉我们此次的新型冠状病毒或许也和野生动物的传播有关。找到病毒的自然宿主和中间宿主，是我们了解病毒在物种间或人际间公共传播风险的重要一步。

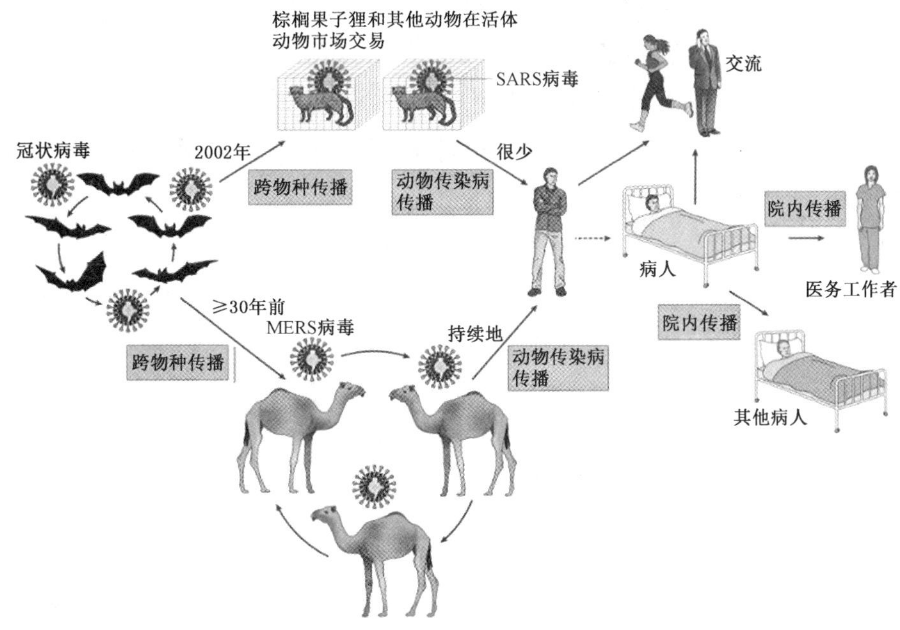

图 1-1 SARS 病毒和 MERS 病毒的传播方式

注：SARS 病毒的传播方式被认为是从携带病毒的蝙蝠传染给果子狸，然后从果子狸再传播给人类，SARS 病毒也可能直接从蝙蝠传染给人类；MERS 病毒的传播方式被认为是从单峰骆驼传播给人类，骆驼可能在某时是被蝙蝠感染的。

中国的科学家团队对 2020 年 1 月 10 日前发布的 6 组新型冠状病毒序列与 SARS 病毒和 MERS 病毒进行了比较，为新型冠状病毒的进化来源给出了解释。研究发现新型冠状病毒与 SARS 的同源性更高，相似性约为 70%，与 MERS 病毒相似性约为 40%。有意思的是，新型冠状病毒与 SARS 病毒及 SARS 样冠状病毒群在进化上的关系非常“亲密”，拥有共同的外类群，可以推断它们的共同祖先是一类寄生于蝙蝠的冠状病毒，因此，研究者推测新型冠状病毒的自然宿主可能也是蝙蝠。

中国科学院武汉病毒研究所石正丽研究员领导的团队在追溯 SARS 病毒的起源时就做出了重要的贡献，他们发现新型冠状病毒与一种蝙蝠的冠状病毒 *BatCoV RaTG13* 基因序列一致性高达 96.2%，这意味着，蝙蝠极有可能是新型冠状病毒的宿主。和 SARS 一样，新型冠状病毒从蝙蝠到人的传染过程中可能还存在未知的中间宿主，研究人员从穿山甲中分离得到一种与此次新型冠状病毒具有高度同源性的冠状病毒，表明新冠病毒可能源自穿山甲冠状病毒与蝙蝠冠状病毒 *RaTG13* 的重组。

来自意大利国家癌症研究所的一项最新研究结果显示，新冠病毒或许在 2019 年 9 月就已经在意大利传播，但目前有关新冠病毒确切的起源仍未可知。病毒溯源仍然是一个持续且复杂的科学问题，对病毒动物宿主和传播途径更深入的了解，能让我们更好地预防未来可能出现的风险。

临床病毒研究室　俞晓琦　张欣欣

第二篇　新型冠状病毒肺炎的症状

如何识别新型冠状病毒感染患者

应对疫情要抓住两个要害，一是早发现，二是早隔离。

识别条件 1:是否有接触病史(自我评估)

(1) 发病前 14 天内有病例报告社区的旅行史或居住史；发病前 14 天内曾接触过来自有病例报告社区的发热或有呼吸道症状的患者。

(2) 聚集性发病。

(3) 与新型冠状病毒确诊患者有密切接触史。

识别条件 2:是否有相应症状体征(医患配合)

(1) 新型冠状病毒比 SARS 病毒“狡猾”。轻症患者居多，跟一般的感冒相似。

(2) 患者以发热、乏力、干咳为主要表现，鼻塞、流涕等上呼吸道症状少见。

(3) 大约半数患者会在一周后出现呼吸困难，少部分患者可快速发展为急性呼吸窘迫综合征、脓毒症休克、难以纠正的代谢性酸中毒和出凝血功能障碍。

(4) 部分重症及危重症患者，病程中可能是中低热，甚至无明显发热。

(5) 值得注意的是，部分“不典型”病例，患者不是以呼吸病症状前来看病的，他们有的出现腹泻等消化道症状，有的心慌、头疼、患结膜炎，甚至仅有轻度四肢或腰背部肌肉酸痛及味觉或嗅觉丧失。这类“非典型”患者会是隐性传染源，需要第一时间加以鉴别诊断，尽早隔离。

识别条件3:影像表现是什么样(医生评价)

(1) 早期呈现多发小斑片影及间质改变,以肺外带明显。

(2) 中晚期呈现双肺多发磨玻璃影、浸润影。

(3) 严重者可出现肺实变,胸腔积液少见。

识别条件4:防控重在细节(应知应会)

(1) 新型冠状病毒在潜伏期没有任何典型症状的时候已具备传染性。

(2) 人群普遍易感。

(3) 曾接触过确诊或疑似患者,但目前没有出现任何不适,建议居家隔离观察14天,监测体温和全身症状的变化。

(4) 密切接触者居家观察时住单人房间,拒绝一切探访。

(5) 居家隔离时,保持正常生活规律,适当休息,充足睡眠。可酌情选择居家可做的锻炼,减轻焦虑,保持好的心态。阅读可缓解压力,转移注意力。

(6) 每天接收有关疫情信息的时间尽量不超过一个小时。听古典音乐或轻音乐等轻松愉快的音乐,有助于保持情绪稳定。

(7) 轻症患者治愈后几乎不会留下后遗症,短期内不会造成二次传播。

(8) 这次疫情与传统流感季叠加,家长要理性评估儿童发热症状,避免盲目送医导致交叉感染。儿童应养成良好的生活卫生习惯,不要暴饮暴食,大一点的孩子不建议睡得很晚。对于3岁以下的孩子,不一定推荐戴口罩,建议通过减少外出来加强防护。

(9) 不去人群密集的地方,和人保持一米以上社交安全距离,外出时戴口罩,勤洗手,打喷嚏或咳嗽时用纸巾或手肘捂住口鼻。上厕所之后、吃东西之前、接触宠物之后、外出归来,必须洗手。

(10) 洗手要用流动的水,用香皂或洗手液充分揉搓,不少于20秒。毛巾尽量一天一洗,床单、被子和衣物勤换洗,有条件时高温烘干。水杯、茶杯、餐具等使用过后应该随时消毒,可用消毒柜或沸水煮15分钟,消毒后用流动的水冲洗干净。

(11) 目前没有发现正规的肉制品会传播病毒,可以放心吃。不要购买来源不明的禽类,也尽量避免和野生动物接触,不要吃野味。食物彻底煮熟后再吃,避免进食生食和未熟透的动物产品，包括蛋、奶、肉类。

(12) 为避免在投递、配送中沾染病毒，可以让外卖或快递小哥把物品先放在门口，等他走了再拿包裹进屋。收到快递，先用酒精擦一擦包装袋，打开以后再洗手，降低风险。

(13) 开窗通风，有助于降低室内可能存在的病毒量，也有助于更新室内空气。如果要对家中进行消毒，可以使用酒精(75%浓度)或84消毒液。

(14) 没有证据表明，这次的新型冠状病毒会传染给猫狗。要遛猫狗，记得自己戴好口罩。回家后给猫狗彻底洗澡，用常用的洗浴产品即可。

识别条件5:如何做好居家医学观察

为进一步有效控制传染源，切断传染途径，遏制疫情扩散，各地均发布了省外重点疫区返回驻地及有关密切接触者的居家隔离观察措施。那么，普通市民怎么做才能做好居家医学观察呢?

凡是去过重点地区，或是和确诊病例有过密切接触的人，要从和患者接触的最后一天起算，观察14天以上；要将密切接触者安排在通风较好的单人房间，拒绝一切探访，并限制其活动范围，特别是公共区域；和家庭成员分开居住，若是条件不允许，则相互接触时要佩戴口罩，并保持一米以上的距离；若是和他有任何直接接触，要立刻洗手；准备食物、便后都要清洁双手，要用一次性纸巾或者干净的毛巾擦干；日常生活用品都不要共用，餐具也要消毒，大家经常触摸的公共物品要频繁地清洗消毒，可用84消毒剂、过氧乙酸等。洗衣机洗涤密切接触者的衣物、床单时，应单独清洗，装入洗衣袋内，之后完全烘干；确诊病例的密切接触者，若出现可疑症状，要尽快就医，并避免乘坐公共交通。最后要强调：飞沫隔离就是戴好口罩，接触隔离就是及时洗手或快速手消毒。

医院感染管理科　倪语星

新型冠状病毒肺炎与普通感冒、流感的区别

名词释义

普通感冒：急性上呼吸道感染，简称“上感”。

流行性感冒：简称“流感”。

新型冠状病毒肺炎，简称“新冠肺炎”。

病源不一致

上感：全年均可发生，不属于传染病，主要是由常见的呼吸道病毒或细菌感染所造成。

流感：升级版的“上感”，属于呼吸道传染病，是由于流感病毒所导致的一种疾病，包括甲型流感病毒和乙型流感病毒。具有一定传染性，且具有明显的家庭成员的聚集性。可以通过飞沫、接触被污染的手和日常用具等传染。

新冠肺炎：一种具有明确流行病学史的传染病，目前我国确定为乙类传染病，按照甲类传染病管理。具有较强传染性，具有明显聚集性，可以通过飞沫和接触等方式传播。

起病时间不一致

上感：全年均发，没有明显的季节性。

流感：每年冬春季(当年 11 月～次年 3 月)高发。

新冠肺炎：2019 年底 12 月起新近发病的疾病。

症状不一致

上感：早期咽部干痒或有灼热感、打喷嚏、鼻塞、流涕，开始为清水样鼻涕，2～3 天后变稠，可伴有咽痛；一般没有发热及全身症状，或仅有低热、头痛；精神、食欲、睡眠差别不大；如无并发细菌感染，一般 5～7 天可痊愈；全身肌肉疼痛或者乏力表现少见。

流感：潜伏期通常较短，1～3 天。突发高热，头痛不适，全身症状较重而呼吸症状较轻。早期表现为畏寒、发热，体温可高达 39 ℃～40 ℃，同时伴有头痛、全身酸痛，且常感眼干、咽干、轻度咽痛。部分患者会有流涕、鼻塞、干咳、胸痛、恶心等症状。有时还伴随胃肠道症状，如呕吐、腹泻等。

新冠肺炎：潜伏期平均在 1～14 天左右。感染冠状病毒后，常见体征有：发热、乏力、干咳、气促，逐渐出现呼吸困难、精神差、食欲差；部分患者发病症状轻微，可无发热；严重者快速进展为急性呼吸窘迫综合征、脓毒症休克、难以纠正的代谢性酸中毒，出现凝血功能障碍。

检查结果不一致

上感：血常规检测白细胞总数一般正常或升高，中性粒细胞或淋巴细胞数比例增高。较少需要进行胸片或胸部 CT 检查。

流感：血常规检测白细胞总数一般不高或降低，但淋巴细胞数增高。流感一般是上呼吸道感染，肺部是正常的，有部分重症患者肺部 CT 会有斑片状或实变阴影，常常是磨玻璃影。

新冠肺炎：血常规检测白细胞数正常或减少，淋巴细胞计数无论是百分比还是绝对值，都是减少的。新冠肺炎早期呈现多发小斑片影，以两肺外带明显，进而发展为双肺多发磨玻璃影、浸润影，很少出现胸腔积液。

预后情况不一致

上感：感冒全年龄段的人群都易感，并发症极少，几乎没有致死病例。

流感：全人群易感，存在明确高危人群，如 5 岁以下的儿童(尤其是 2 岁以下的儿童)、65 岁以上的老年人、肥胖人群、孕妇、免疫抑制患者，部分慢性基础病患者。流感可以引起全身各个系统的并发症，具有一定致死性。

新冠肺炎：人群普遍易感，目前看，婴幼儿和儿童也是可以发病的，但是老年人和有慢性基础病的患者病情相对严重，具有一定致死性。

最重要的是：新型冠状肺炎具有流行病学史

(1) 发病前 14 天内有病例报告社区的旅行史或居住史。

(2) 发病前 14 天内曾接触过来自有病例报告社区的发热或有呼吸道症状的患者。

(3) 聚集性发病。

(4) 与新型冠状病毒确诊患者有密切接触史。

呼吸与危重症科　周剑平

新冠肺炎疫情期间发热了，要不要去发热门急诊

新冠肺炎疫情期间，无论是飞机、高铁，还是公交、地铁，大家都表示内心有点忐忑——被病毒盯上了咋办？要是出现感冒样症状甚至发热时，就更紧张了。那么这种情况下，一定要去医院的发热门急诊吗？

并不一定。明确一些小知识，并结合“阵线前移”的自我评估流程图，就可以避免过度紧张或者麻痹大意。

什么是发热

机体在致热源作用下，或各种原因引起体温调节中枢的功能障碍，体温升高超出正常范围称为发热。

引起体温升高的生理性因素有女性月经前期、妊娠早期、每天午后、进食、情绪激动紧张、运动等，患者可自我评估，若是这些情况下体温略有升高，则不必担心，无需就医。

一般以口腔温度将发热分为：

低热：37.3 ℃～38 ℃；

中热：38.1 ℃～39 ℃；

高热：39.1 ℃～41 ℃；

超高热：＞41 ℃。

到底要不要去发热门急诊

医院发热门急诊是排查新冠病毒的第一道防线。不过一些患者内心恐惧，

很担心自己被医生“关起来”，所以不敢去医院；也有患者听到各路“花边新冠新闻”过度担忧，不必要时也去医院“凑热闹”。再次呼吁大家理性看待，不要谈冠色变，不盲目地去医院，也不恐慌地躲！那么你到底什么时候该去医院？下面这两张图告诉你。

(1) 卡他是英文 Catarrh 的音译，本意是指鼻喉黏膜炎引起的黏液，比如鼻涕、痰等，上呼吸道卡他症状则是指咳嗽、流涕、打喷嚏、鼻塞等。

(2) 48 小时：发热若小于 48 小时，仅伴随卡他症状多为普通感冒；若发热持续超过 48 小时，伴有全身中毒症状，如乏力、全身酸痛而卡他症状较轻则多为流感，需要就医。

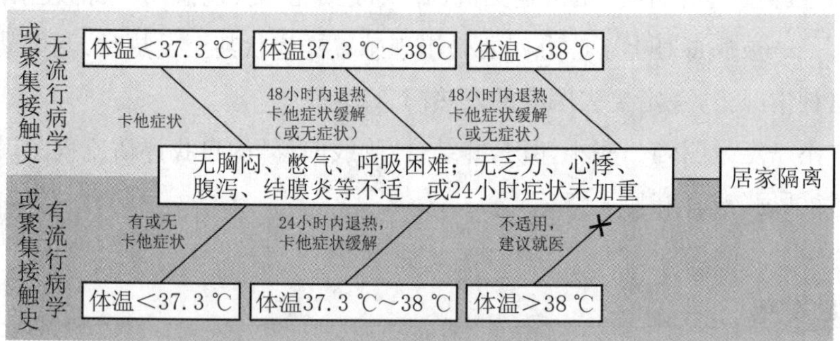

图 2-1　这类情况应居家隔离，无需前往医院

以下几种情况，无论有无流行病学或聚集接触史，都应居家观察，无需前往医院。

(1) 当体温小于 37.3 ℃，没有或仅有轻微的卡他症状。（没有任何症状时，你基本就是健康的，当然也有很罕见的潜伏期情况，所以此时在家闷两周，既保护了自己，同时潜在发病者也可能逐渐浮出水面。）

(2) 无流行病学或聚集接触史，体温超过 37.3 ℃，无卡他症状，或卡他症状及体温在 48 小时内逐渐缓解。

(3) 有流行病学史或聚集接触史，体温在 37.3 ℃～38 ℃之间，24 小时内退热，卡他症状缓解。

注意：有流行病学或接触、聚集史的人群，居家隔离至少 14 天。

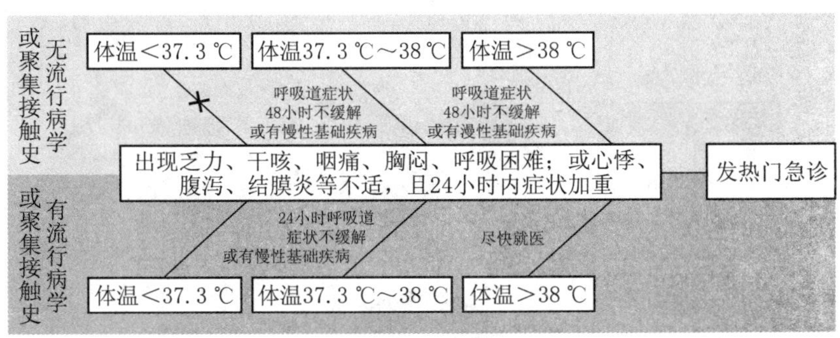

图 2-2　符合这类情况，应尽快前往发热门急诊排查

以下这些情况要尽快前往发热门急诊排查。

（1）没有流行病学或聚集接触史，体温超过 37.3 ℃，且呼吸道症状 48 小时不缓解或有慢性基础疾病。

（2）有流行病学或聚集接触史，体温低于 37.3 ℃，出现乏力、干咳、胸闷、呼吸困难、心悸、腹泻等不适，且 24 小时内症状加重。

（3）有流行病学或聚集接触史，体温在 37.3 ℃到 38 ℃且 24 小时内呼吸道症状（咳嗽或干咳、咽痛、咽痒、流涕、打喷嚏、鼻塞、胸闷、憋气、呼吸困难等）不缓解。

（4）有流行病学或聚集接触史，体温在 37.3 ℃到 38 ℃，有慢性基础疾病。

（5）有流行病学或聚集接触史，且体温＞38 ℃。

有发热，怎么看发热门急诊

请在就诊时为医生提供流行病学史，尤其是接触、聚集史（近 14 天左右），不仅有助于提高诊断效率，尽早排查，还能有效保护自己、家人及其他易感人群。

接触：无论去过哪里，接触过谁（回乡、出差、旅游……）；尤其是去过病例报告社区，或与来自病例报告社区的发热病人有过接触。

聚集：去过任何人员密集的地方（比如超市、商场、饭店、聚会、健身房、棋牌室等）。

如图 2-3，通过询问以上流行病学史和接触、聚集史，结合血液指标及影像学特征，临床医生就开始甄别、隔离和治疗发病的 ABC，从而保护易感人群 D。

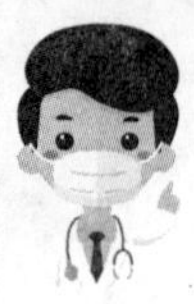

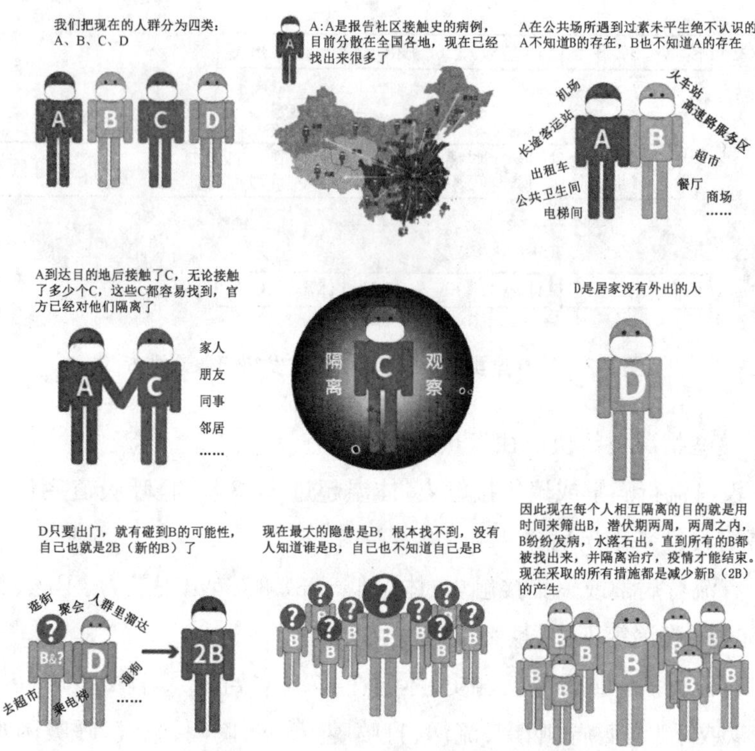

图 2-3　流行病学史和接触、聚集史示意图

大众要科学应对，理性防护，不要紧张，保持好睡眠，确保免疫力。另外，也不要盲目囤积口罩和手套。勤洗手、戴口罩、免聚集、多通风。

感染科　赖荣陶　谢　青

发热门诊　高卫益

扒一扒发热那些事儿

大家知道，“体温”这件事情从原则上讲即便是最小的病毒也可以测，只是没有什么意义。病毒的“体温”就是环境温度，也就是说病毒并没有自己调控“体温”能力。物种一直进化到爬行动物(龟、蛇、鳄鱼等)依旧是“冷血动物”，也就是不能依靠自己调节体温。因此，蛇、龟等在寒冷的冬季选择冬眠。

进化树自鸟类以后，便有了自主调节体温的能力，也就是说可以不顾环境温度，维持自身的体温，从而使这些生物能够适应更为严苛的环境。人类之所以可以走出非洲，在旧石器时代就遍布全球，维持稳定体温的能力是一个先决条件。

为了维持恒定的体温，人体需要解决两个重要问题：一是在低温环境中维持体温的能量从何而来？二是在高温环境中如何降低体温？

第一个问题由身体内部的能量消耗来完成，其实日常生活中大家可以感受到大冬天进食后就会感到热乎乎的，这个称为“食物特殊动力作用”；而跑步运动以后会觉得全身发热，这个是由于肌肉运动而导致的体温升高倾向。

第二个问题也有办法，人类有非常丰富的皮下血管网，在一定情况下可以开放血管增加散热，更有意思的是人类有汗腺，可以通过排汗来降低体温，这就是运动后大汗淋漓的原因。

人类调节体温的司令部在下丘脑，也就是说由下丘脑来确定一个人的体温应该是多少，长期以来我们的检测结果提示人类的核心体温在静息状态下维持在 36.7 ℃～37.3 ℃。每一个人的情况不同，体温稍有差别。例如，婴幼儿的新陈代谢速度较快，体温可以稍高；育龄期妇女在排卵期有一周轻度升高的体温；下午的体温会高于上午；这都是正常的生理现象。

在病理状态下(就是生病的时候)，体温就变得有意思了。几乎任何一种炎症状态，都会导致发热。因为所谓炎症就是一个病理状态，是以“红、肿、热、痛、

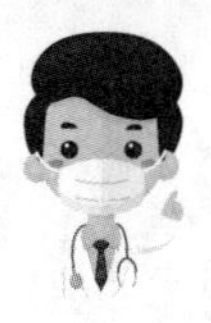

功能障碍”为表现的状态。炎症本身不是疾病，而是机体对疾病的一种反应。肿瘤、感染、创伤以及自身免疫性疾病都可以表现为炎症，也可以表现为全身体温升高。这个时候就可以被护士小姐姐用各种手段测量到。

为什么炎症可以表现为温度升高

炎症状态下，人体可以分泌很多“炎症因子”。这时候下丘脑在炎症因子的刺激下做出上调体温的决定。这个策略是有积极意义的。

一方面，很多病毒、细菌、真菌在人体内生长都需要一个合适的温度，长期进化的结果使这些和人类活动有关的病原体适应 37 ℃左右的人体环境，而升高体温被认为是针对这些病原体的一种对抗性反应。

另一方面，体温升高同时会导致人体疲乏，并且很容易被感知，这样一来体温就变成一个监测疾病的重要手段，想象一下我们现在有发热门诊，而且进出公共场所要测体温。同时体温升高也会带来各种不适反应，特别严重的，例如日射病，也会有生命危险。

按照我们前面所说，体温的维持是升温机制和降温机制共同作用导致的。那么在疾病状态时体温如何升高呢？

首先机体马上把降温机制关闭：你会感觉寒冷，四肢冰冷，多穿衣服也无法改善寒冷状态；同时机体也会打开升温机制，四肢肌肉出现不自主收缩（这就是寒战）。在体温升高早期，寒战和畏寒是最典型的表现。在这个时期，体温升高很难抑制，基本没有什么手段可以阻止体温升高。临床上会要求保暖，给热水从而升高体温。

随着体温升高达到预设调定点，寒战和畏寒的感觉就改善了。这时候由于体温升高，人会感觉到疲乏、肌肉酸痛、头痛、食欲不振、恶心甚至呕吐。

对于儿童来说，调节体温的能力不行，这个时候很容易出现体温过高，达到 40 ℃甚至以上。年轻的爸爸妈妈们稍不注意，孩子就可能出现高热惊厥。因此，需要时刻关注孩子的四肢肢端温度，一旦四肢变暖就不能再盖着厚厚的被子了，要放开四肢，帮助散热。

使用“退热药物”后，体温的调定点被重新设置了，一般会在 38 ℃左右。对于体温处于 39 ℃的机体而言，把体温下降到新的调定点最简单的方法就是扩张血管，大量出汗。这时候一部分体质比较弱的患者出现头晕、耳鸣，甚至出现晕厥。一般医生护士都会关照大量饮水，一定程度上也是出于对低容量的保护。

在很多感染性疾病，尤其是呼吸道病毒感染中，成年人明显升高的体温是可以自行恢复的，或者用冰袋在大动脉处冰敷，从而帮助体温下降。严重升高的体温（超过 39 ℃，至少在 38.5 ℃以上），可以使用具有退热作用的“消炎药物”。请记住“消炎药物”不是抗生素。

抗生素、抗病毒药物、抗真菌药物都是“抗生素”，并不具备“消炎”作用。真正可以用来降低体温的是三大类药物：非甾体类抗炎药物包括了对乙酰氨基酚（克感敏、百服宁、泰诺等）、布洛芬（芬必得、美林等）和环氧酶 2 的抑制剂（扶他林、莫比可等），对乙酰氨基酚和布洛芬作用迅速，环氧酶 2 作用稍久。

其实真正“消炎”作用最强的是糖皮质激素类药物，但是副作用也更多。为了一个升高的体温是否值得使用药物是临床必需权衡的，因为这些药物都存在可能的不良反应。这些药物都是在体温升高到顶峰时候才用的。并且唯一的作用就是降体温、改善症状，本身并不具备抗病原体的作用，也就是我们临床医生常说的“能不用就不用”。

知道了关于发热的背景知识，事情就好办了。

以下是精华部分

（1）体温升高是机体对疾病的反应，降体温是没有用的。疾病痊愈，体温自然恢复正常。

（2）不是每一种疾病都有针对性药物治疗的，在很多情况下“退烧药”仅仅是缓解症状，并不能治愈疾病。

（3）发烧这件事情就是畏寒—发热—大汗，总体来说这一个过程称为“发烧”，在这个过程中，体温先从低到高，后从高到低。一般只需要用一次药物，如果最高体温并没有超过 38.5 ℃，不推荐使用药物治疗。

（4）发烧代表着有问题，积极地寻找原因是治疗的前提，感染性疾病需要找到病原和病灶，肿瘤性疾病需要定性、定位。单纯的退热一定不是临床医生最关心的问题。

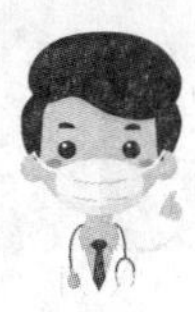

(5) 监测体温的时间点在体温最高峰(手脚发热时),体温下降后(大汗结束),需要分别记录体温以及测定的时间和用药。

(6) 观察两次“发热”过程中最高以及最低体温的体温值以及数次最高体温的间隔时间对于疾病诊断很有意义。

内分泌与代谢病科　苏颋为

第三篇 如何诊断新型冠状病毒肺炎

新型冠状病毒肺炎的临床诊断

我们经常说:看病就像查案,要有客观证据,要有严谨的分析推理,要符合逻辑,不能天马行空、胡乱发挥,否则很可能会判错案、诊错病。

新型冠状病毒肺炎,顾名思义,病因是新型冠状病毒,发病部位主要在肺,导致的结果是肺炎、肺损伤。和其他所有感染性肺炎一样,新型冠状病毒的传播途径以呼吸道传播为主,包括飞沫、接触传播,至于其他传播途径,如粪口、垂直传播之类,虽有不完全证据,但并不十分明确。

新型冠状病毒肺炎的诊断依据

新型冠状病毒肺炎的诊断,目前依赖于三方面依据。

1. 流行病学史

流行病学史在疫情暴发初期对诊断十分重要。在 2020 年 8 月 19 日发布的《新型冠状病毒感染的肺炎诊疗方案(试行第八版)》中,明确将流行病学史定义为:

(1) 发病前 14 天内有病例报告社区的旅行史或居住史。

(2) 发病前 14 天内与新型冠状病毒感染的患者或无症状感染者有接触史。

(3) 发病前 14 天内曾接触过来自有病例报告社区的发热或有呼吸道症状的患者。

(4) 聚集性发病(2 周内在小范围,如家庭、办公室、学校班级等场所,出现 2 例及以上发热和/或呼吸道症状的病例)。

2. 临床表现

新冠肺炎以发热、干咳、乏力为主要表现。首发症状可以为嗅觉、味觉减退

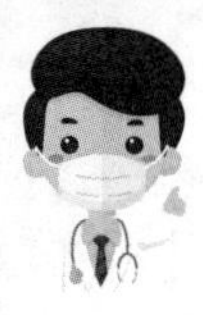

或丧失，伴鼻塞、流涕、咽痛、结膜炎、肌痛和腹泻。重症患者迅速进展至呼吸困难和(或)低氧血症，可出现急性呼吸窘迫综合征、脓毒症休克、难以纠正的代谢性酸中毒、出凝血功能障碍及多器官功能衰竭等症状。

影像学检查早期呈现多发小斑片影及间质改变，以肺外带明显。进而发展为双肺多发磨玻璃影、浸润影，严重者可出现肺实变，胸腔积液少见。

2020 年 8 月 19 日发布的《新型冠状病毒感染的肺炎诊疗方案(试行第八版)》中，诊断标准中的临床表现被定义为：

(1) 发热和(或)呼吸道症状等新冠肺炎相关临床表现。

(2) 具有上述新冠肺炎影像学特征。

(3) 发病早期白细胞总数正常或降低，淋巴细胞计数正常或减少。

3. 病原检测

有病史、有症状、有胸部 CT，大致能做出肺炎的病原性质的诊断。这时的诊断是笼统的、宽泛的，病因可以是其他病毒，也可以是细菌、真菌，甚至非感染因素。对于一个传染病来说，病原学诊断是病因诊断不可或缺的一部分。目前采用的标本主要来自呼吸道分泌物，包括咽拭子、鼻拭子、痰、肺泡灌洗液的检测。

诊断标准这么多，到底应以哪一个为准？实际上，三类标准的意义相当，应具体情况具体分析。

目前最大的困惑是，流行病学史的不确定化。毕竟经历过疫情初期无症状感染者的迁移扩散阶段后，临床上观察到的无接触史的确诊病例日益增多，这是呼吸道传染病防治过程最大的难题。此时完全依赖于病原学检查进行甄别。

另一个问题是胸部 CT 是否可以替代核酸检查？网上曾有影像科专家呼吁，提高胸部 CT 在新冠肺炎中的诊断价值，必要时可替代核酸检测。对此，瑞金医院瞿介明教授也给出了明确解释：**核酸检测是金标准，不能用 CT 替代**(后文会详细解释)。病原学检测是确诊的唯一手段。按照《新型冠状病毒感染的肺炎诊疗方案(试行第八版)》，发现疑似病例后应立即进行单人单间隔离，采集标本进行新型冠状病毒核酸检测；与新冠感染者有密切接触者，也建议及时进行新型冠状病毒病原学检测。疑似病例连续两次新型冠状病毒核酸检测阴性(采样时间至少间隔 24 小时)且发病 7 天后新型冠状病毒特异性 IgM 抗体和 IgG 抗体仍为阴性，方可排除疑似病例诊断。

疑似病例和确诊病例的诊断依据

疑似病例

结合上述流行病学史和临床表现综合分析，有流行病学史中的任何 1 条，且符合临床表现中任意 2 条；无明确流行病学史的，符合临床表现中任意 2 条，同时新型冠状病毒特异性 IgM 抗体阳性；或符合临床表现中的 3 条，为疑似病例。

确诊病例

疑似病例同时具备以下病原学或血清学证据之一者为确诊病例。

（1）实时荧光 RT-PCR 检测新型冠状病毒核酸阳性。

（2）病毒基因测序，与已知的新型冠状病毒高度同源。

（3）新型冠状病毒特异性 IgM 抗体和 IgG 抗体阳性。

（4）新型冠状病毒特异性 IgG 抗体由阴性转为阳性或恢复期 IgG 抗体滴度较急性期呈 4 倍及以上升高。

感染科　庄　焱

为什么CT影像检查在筛查新型冠状病毒肺炎时如此重要

据国家卫健委统计，2020年2月12日0—24时，31个省（自治区、直辖市）和新疆生产建设兵团报告新增确诊病例15 152例（含湖北临床诊断病例13 332例）。为什么一夜之间新增病例会暴增？为贯彻落实习近平总书记重要指示精神“落实好湖北病例应收尽收、应治尽治、不漏一人”，按照《新型冠状病毒肺炎诊疗方案（试行第五版修正版）》，对湖北省以及湖北省以外其他省份的病例诊断标准进行了区分，湖北省增加了“临床诊断病例”分类，对具有CT影像学特征的疑似患者，确定为临床诊断病例，以便患者能够及时按照确诊病例相关要求接受规范治疗，进一步提高救治成功率。

临床诊断病例和确诊病例的区别

两者仅相差病原学依据。一般只有核酸检测阳性（两次均为阳性，阳性率30%～50%）的病例才纳入确诊病例。新冠肺炎临床诊断病例是临床医生对流行病学史、症状、体征、CT影像学检查、实验室检查的一个综合分析。

为什么CT影像学检查在筛查新型冠状病毒肺炎中扮演如此重要的角色

1. CT的优势在于速度快

相比于核酸检测的耗时情况，且许多病例需要2～3次重复，胸部CT检查从患者的检查前准备到扫描完成仅需要三至四分钟，而且可以实时看到影像，诊间医生也能通过PACS系统实时看到患者的影像，迅速判断患者肺内是否有病变，及时对疑似患者采取隔离措施，避免交叉感染。

2. CT 断层图像可以做到很薄、很清晰，而且可以变着花样看

根据新型冠状病毒肺炎的 CT 影像学表现，并结合中华医学会放射学分会的推荐扫描方案，放射科团队将所有的新冠肺炎筛查都做到了 1 mm 的超薄层图像。针对疑似患者，再进行图像多平面重建，从冠状面、矢状面（通俗来说即从正面、侧面）变着花样看。

另外，我们可以把 CT 看作是一台超高像素的照相手机，现在大家都喜欢用手机抓拍身边美的事物，对于手机拍照像素的需求也是越来越高。CT 的空间分辨率与像素大小有着密切关系，像素越小、数目越多，空间分辨率越高，图像越清晰。

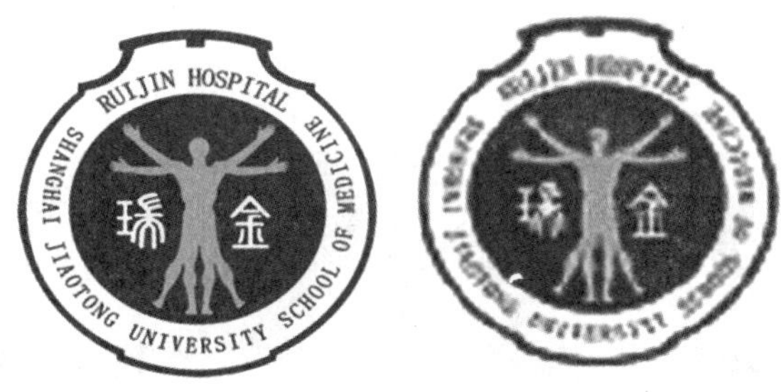

图 3-1　分辨率对比图

新冠肺炎早期，病毒往往定植于肺泡和呼吸性细支气管上皮，病变累及范围小，因此 CT 有利于病灶早期检出，以及病变性质和范围的评估，可以实现早期预警，对没有明显临床症状的患者做到尽早隔离。

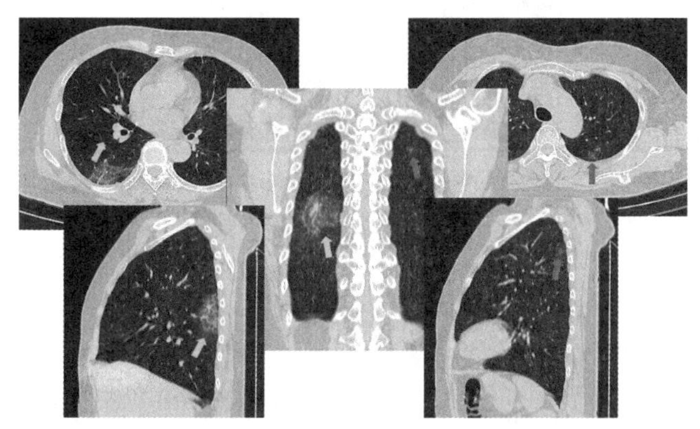

图 3-2　新冠肺炎患者胸部 CT 示意图（同色箭头为同一病变部位）

3. CT 对于肺部检查有着得天独厚的优势

CT 的本质是 X 线，利用人体不同组织对 X 线的衰减差异进行成像。比如肺就是一个很典型的器官，肺内含大量气体，气体对 X 线的衰减非常小，因此便和其他组织形成了天然对比。

4. 胸部 CT 拥有"专属滤镜"

现在美图软件有很多滤镜可供选择，CT 也是一样的。对于胸部 CT 而言，它拥有属于自己的一个"专属滤镜"，专业称之为肺窗，我们可以理解为用来重点观察肺内病变的滤镜。这款滤镜只有黑白之分，肺内的气体全被调成黑色，其余组织为白色，包括肺内肿瘤、炎性病变（新冠肺炎）全部为白色！这就很好地解释了曾经的热门话题"白肺"。

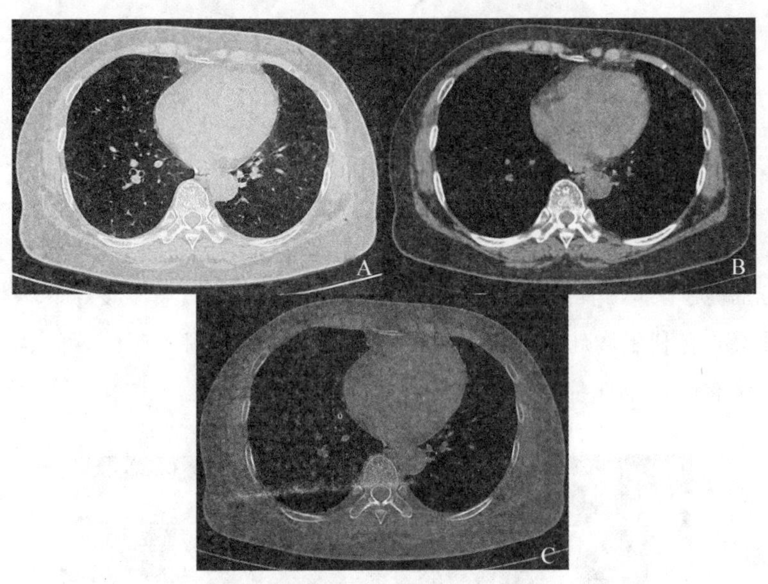

A—肺窗；B—软组织窗；C—骨窗

图 3-3　不同滤镜下观察不同组织结构示意图

"医生！我这个是不是白肺，你看看！全部都是白色的！"

人体的胸腔内还有心脏、主动脉等一些其他脏器。在断层图像上，这些都会在同一张图像中出现，尤其是靠近肺底，腹部内脏器也会逐层出现，导致老百姓误认为"白肺"，其实这些都是正常组织结构。

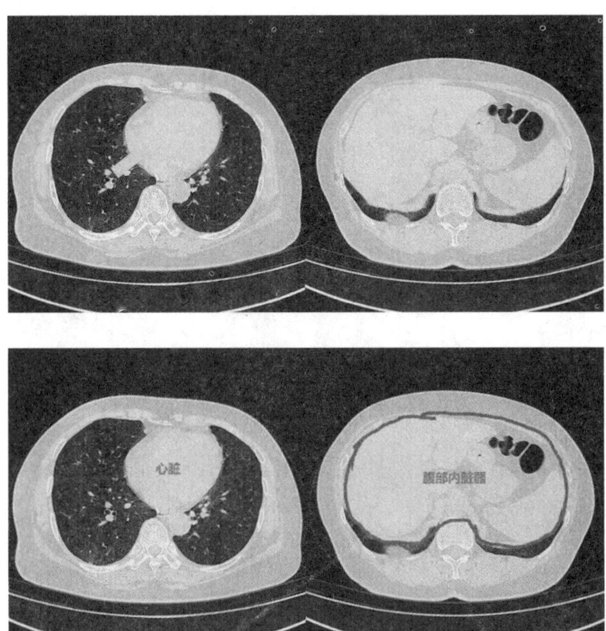

图 3-4 老百姓误以为的“白肺”

少数具有基础疾病的患者或老年患者，病程中病变进展，肺内病变范围扩大，结构扭曲，变密实，严重时才出现“白肺”。

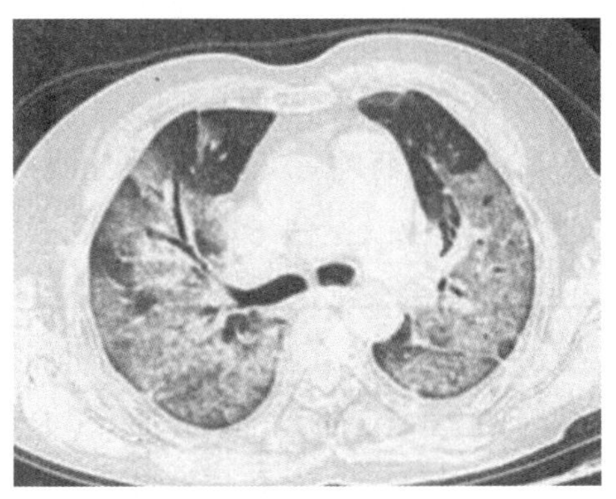

图 3-5 “白肺”CT 影像图

放射科 徐嘉旭

CT 影像检查可以代替核酸检测吗

2020 年 2 月，武汉一名医生发帖，认为在武汉疫区，CT 影像学诊断对新型冠状病毒肺炎筛查和确诊也很重要。对此，有的网友解读为：应用 CT 检查代替核酸检测，这种观点正确吗？

核酸检测和 CT 检查，在新冠肺炎的筛查中，各自扮演什么角色呢？

一句话来说，就是："核酸检测判断病症有还是没有，CT 判断病情重还是不重。"

核酸检测仍是确诊的金标准，但需警惕假阴性

按照最新诊疗指南，利用荧光 RT-PCR 检测新型冠状病毒核酸阳性，仍是确诊新冠肺炎的金标准。

新冠肺炎疫情期间，多家企业赶工生产试剂盒，一方面不同企业的试剂盒用料略有不同，另一方面，通过国家药监局应急审批通道批准后，送至全国各定点医疗机构，时间也比较紧迫。

因此，可以说核酸检测目前会受到产量、采样方式等限制，武汉作为主战场，无法完全依赖核酸检测去筛查患者，达到切断传染源的防控效果。

另外，核酸检测是用于新冠肺炎的筛查确诊，而 CT 是用于判断肺部是否有病变，临床上不乏 CT 检查情况很严重，但核酸检测呈阴性的患者。

因而，若只进行一项检测，假阴性患者就可能成为"漏网之鱼"。比如两次核酸检测都是阴性，但 CT 检查阳性，这部分人也要进行隔离，以防造成家庭聚集感染，致使疫情进一步蔓延。总之，CT 和核酸检测都是必需的，但两者作用不同。

核酸检测判断“有没有”，CT检查判断“重不重”

CT检查有什么作用？瑞金医院放射科主任严福华说：“CT的优势在于快，几秒内就能完成肺部扫描，而且实时看到图像，诊间医生也能通过PACS系统马上看到患者的图像，迅速判断患者是否有肺炎、范围和程度如何、急性还是慢性等。”

她解释，一般的病毒性肺炎，在影像上有一定特征，比如早期呈现为：多发的胸膜下分布为主的磨玻璃影、以中下肺居多、病灶内出现支气管扩张等，少有纵隔和肺门淋巴结肿大，胸腔积液少见等。

但是，此次新冠病毒的CT表现和其他病毒性肺炎如甲型流感病毒、乙型流感病毒等导致的肺炎的CT表现也会有部分交叉重叠，因此，若以CT作为新冠肺炎的确诊手段，其实是有一定限制的。

因此，严福华认为“用CT取代核酸检测”这个观点太绝对了。她说：“其实是无法取代的，对于病毒性肺炎的诊断，必须要有病原学依据，CT和核酸检测应相辅相成，缺一不可。”

瑞金医院呼吸科医师周剑平说：“核酸检测判断病症有还是没有，CT判断病情重还是不重。”严福华补充：“对于临床遇到的临床症状不典型、接触史不明确的特殊疑似患者，CT在这一情况下就有很大的帮助。”

但是，需要注意：CT影像表现和感染症状不完全同步，肺部影像与临床表征相比，有点滞后。“在起病时，CT上可能没有阳性的发现，一般在病程的5至7天时，影像学表现会较为明显；而后通过治疗，患者的临床症状和体征以及生化检查或许已经好转了，但影像学上肺部的异常表现仍然存在，但随着时间的延长，病灶逐步吸收或者表现为纤维化。”

因此，CT和核酸检测相结合，不仅有助于快速准确地诊断，而且能更好地对治疗效果进行评估。

CT检查可以专机专用，无需过度担心辐射

严福华认为，CT诊断覆盖范围应进一步扩大，还是要结合临床诊断、流行病学、实验室检查。

此外，还需要注意以下两点：“第一，大家担心采用CT进行筛查可能会造成交叉感染，因此建议发热门诊，应使用专用 CT 机进行检查；第二，目前二代、甚至三代感染者在各地陆续出现，尤其是有家庭聚集史的，这一部分患者如果有发热征象，都应接受 CT 检查。”目前，瑞金医院发热门急诊隔离区内已配备专用的 CT 检查设备。

另外，“此次新冠肺炎期间，用于肺部 CT 检查的方法均为低剂量 CT，我们经过调试多种扫描参数，在保证图像质量的前提下，有效降低了患者接受的辐射剂量，和大家熟悉的肺部小结节低剂量 CT 筛查类似，请市民们无需担心。若出现发热、干咳、乏力等症状以及有明确的接触史等，应就近前往本市定点机构发热门急诊进行诊疗。”

呼吸与危重症学科　瞿介明

放射科　严福华

第四篇　新型冠状病毒肺炎的防治手段

关于新冠疫苗的这些疑问，感染科专家一一回应

为什么要接种病毒疫苗

疫苗接种一直是人类战胜重大传染病的“利器”，包括已经消灭的天花、小儿麻痹症等。要阻断新冠病毒的流行，需要人群中有足够高的接种率，从而获得普遍的免疫力。如果不接种的人比较多，就形成不了免疫屏障，有传染源存在时，容易出现疾病的流行。

哪些人不适合接种疫苗

①已知对疫苗任何一种成分过敏者；②发热、急性疾病期患者以及慢性疾病急性发作者；③对孕妇不建议进行接种，因为这方面研究的数据少。如不属于上述“第一步”重点接种者，待临床证据充足后再进行接种。

接种疫苗可能会有哪些不良反应

根据前期临床实验的结果，接种新冠疫苗后出现的常见反应和其他灭活疫苗相比没有太大差别。主要有两个方面：一是注射局部疼痛、红肿，二是发热头痛、乏力等。一般不需要处理，但如果发热超过 38.5 ℃，或局部红肿特别厉害或其他症状明显就需要就医。同时注意饮食、休息，保持接种部位清洁干燥。

据以往的经验，不良反应往往都会在接种后 30 分钟内出现，所以接种者都要在接种以后在接种点停留 30 分钟。如果出现问题，医务人员可及时处理。

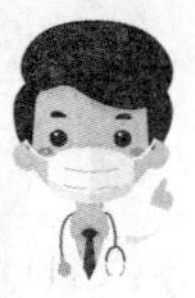
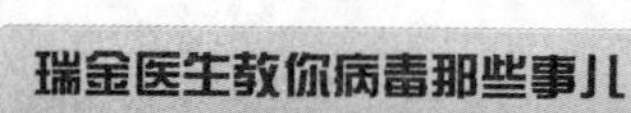

另外要分清不良反应和偶合反应：不良反应，是指合格的疫苗经过规范的接种后，产生的跟接种目的没有关系或者意外发生的一些损害的反应，所有药品、疫苗，都可能会产生不良反应，这是在允许范围之内的。偶合反应，是指接种者在接种的时候，恰巧是处于其他一些疾病在潜伏期或者发病前期的状态，很巧，这个疾病正好同时发病了。这种情况跟疫苗的接种、疫苗的质量没有关系，不属于不良反应。

打了疫苗就不会被新冠病毒感染了吗

没有任何疫苗的保护率能达 100%，因此，即使打了新冠疫苗，个人防护措施也不能少。目前的数据推测疫苗保护期应该至少 1 年，但需要继续观察保护性抗体的持续时间及病毒的变异情况。

病毒变异会对疫苗保护性有影响吗

病毒基因突变是永恒的，病毒在人体内复制及传播过程中不断出现变异，是生物进化的自然现象。新冠病毒也不例外，会不断出现大量的变异株，但往往只有极少数关键位置的突变会对传播性、致病性产生重要的影响，我们所能发现的变异都是能成功存活和传播的病毒，药物及疫苗的压力也可能对变异株进行筛选，就目前新冠病毒变异情况看，降低疫苗的效力可能性不大。后期是否会有大的突变，需要持续关注和研究。

接种新冠疫苗后是否会影响到病毒核酸检测

疫苗接种成功后会产生相应的抗体，而核酸检测则是检测病毒自身，这是两个不同的概念，因此不会影响到相关的核酸检测。

除了接种疫苗，还需要注意什么

戴口罩、勤洗手、室内通风、保持社交距离等个人防护措施，仍然是个人防止感染最简单、最容易接受、最有效的防护措施。

假如刚打了流感疫苗，还能再打新冠疫苗吗

可以，一点也不冲突。但是，我们建议两种疫苗最好分开接种，已经接种了流感疫苗的人群，如果没有什么不良反应，一个月之后即可接种新冠疫苗。

就算接种疫苗，也不一定产生抗体？

上海瑞金医院宁光院士介绍，早在2021年春节之前，瑞金医院已开始进行院内人员的接种，当时已经接种两千余例，2021年3月瑞金医院医务人员的疫苗接种后总抗体阳性率94%，其中中和抗体阳性的比例高达96%。

一般认为，接种率达到70%才能建立全民保护，接种率越高，保护效果越好。世界范围内，以色列接种疫苗人数占总人口的比例最高，其每日新增病例已较峰值大幅下降，说明接种疫苗能提供有效保护。但是，以色列47%的人口至少接种一剂新冠疫苗，32%的人口接种完两剂疫苗，总计接种剂次近80%的情况之后，再过10天，新增确诊数量才达到顶峰开始下降。因此，要达到全民保护的目标，第一是要保证接种率，第二是要保证灭活疫苗两剂接种率。

宁光院士提醒道："疫苗并非接种后立刻产生保护力，在全球都在加速疫苗接种的大环境下，我国也需要加速疫苗的接种。广大市民首先要克服害怕心理，其次要有正确认识，接种疫苗是最好地保护自己，保护家人的防病方式。"

感染科　张欣欣

有这些慢性病，能打疫苗吗

2021年3月29日，国家卫生健康委发布了《新冠病毒疫苗接种技术指南（第一版）》。指南建议的禁忌证如下。

（1）对疫苗的活性成分、任何一种非活性成分、生产工艺中使用的物质过敏者，或以前接种同类疫苗时出现过敏者；

（2）既往发生过疫苗严重过敏反应者（如急性过敏反应、血管神经性水肿、呼吸困难等）；

（3）患有未控制的癫痫和其他严重神经系统疾病者（如横贯性脊髓炎、格林巴利综合征、脱髓鞘疾病等）；

（4）正在发热者，或患急性疾病，或慢性疾病的急性发作期，或未控制的严重慢性病患者；

（5）妊娠期妇女。

皮肤病患者能接种吗

慢性皮肤病患者在疾病稳定期可以正常接种新冠疫苗，注射时应避开皮损部位。

1. 接种后会不会对目前服用药物有影响

处于稳定期的皮肤病患者，疫苗接种期间，若无特殊情况，无需调整原来的用药方案。

正在系统使用糖皮质激素或免疫抑制剂或生物制剂治疗的患者，需要咨询皮肤科医生，目前病情是否稳定适合接种疫苗。

2. 针对皮肤病患者，哪些人群不建议接种

（1）对疫苗的活性成分、任何一种非活性成分、生产工艺中使用的物质过敏

者，或以前接种同类疫苗时出现过敏者不建议接种。

（2）既往发生过疫苗严重过敏反应者（如急性过敏反应、血管神经性水肿、呼吸困难等）不建议接种。

（3）正在发热者，或患急性皮肤病，或慢性皮肤病的急性发作期，或未控制的严重慢性皮肤病患者应暂缓接种；待发热或者皮损控制后接种疫苗。

（4）正在接受特异性脱敏治疗或其他疫苗接种的患者，建议接种新冠疫苗和其他特异性过敏治疗或其他疫苗间隔两周以上接种。

高血压患者能接种吗

如果高血压患者经过生活方式改善和（或）药物治疗血压控制平稳，建议接种新冠疫苗（因为伴有慢性疾病的患者更易受到新冠病毒侵袭）。

如果高血压患者经过生活方式改善和（或）药物治疗血压控制欠佳，如收缩压大于等于 160 mmHg 和（或）舒张压大于等于 100 mmHg，建议暂缓接种，经调整降压方案，血压控制平稳后再行接种。

此外，目前并没有证据显示高血压患者日常服用的降压药物会和新冠疫苗产生冲突。

高血压患者在接种时需要注意如下几点。

（1）保持平和的心态，不要因为接种而产生紧张、焦虑的情绪，导致血压波动。

（2）接种当日需要常规服用降压药物，不因接种而停药。

（3）接种后留观半小时，观察有无不适和不良反应。

慢性肝病，打长效干扰素的患者，能接种吗

慢性肝病患者（如慢性乙肝、丙肝、脂肪肝、自身免疫性肝炎）属于慢性病人群，为感染新冠病毒后的重症、死亡高风险人群，如果病情稳定、控制良好，没有禁忌证，建议接种。

有一些病毒性肝炎（尤其是慢乙肝）患者需要加用长效干扰素治疗，那么正在打长效干扰素的患者，能打新冠疫苗吗？

目前没有任何关于长效干扰素和新冠疫苗之间相互影响的研究数据可以直接给出答案。

但我们可以用其他疫苗做参考，主要关注疫苗的安全性和有效性。

2012年有西班牙学者发表了一项研究，在慢性丙肝患者中评估长效干扰素和H1N1甲流灭活疫苗的相互作用。研究发现，使用长效干扰素，甲流疫苗注射的局部症状会稍微增加(如:注射处疼痛、红肿、瘙痒、皮疹、手臂活动受限等)，一些全身不适症状也有可能会稍微增加(如:发热、乏力、头痛、肌肉酸痛、嗜睡等)，但严重的不良反应事件不会增加。此外，抗体滴度、血清保护率、血清转化率并不会下降。故认为，使用长效干扰素时打甲流疫苗是安全的、有效的。

参考甲流疫苗，使用长效干扰素时也可以接种新冠疫苗，但要注意密切观察，及时处理可能的不良反应。

甲状腺疾病患者能接种吗

常见的甲状腺相关疾病包括:甲状腺功能异常(甲亢、甲减)，甲状腺炎(亚急性甲状腺炎、桥本氏甲状腺炎等)以及甲状腺肿瘤等。

一般来说，甲状腺功能正常且稳定的患者可以正常接种疫苗，不必过多担心。

对于未控制良好的甲亢、甲减患者，建议首先控制甲状腺功能，待甲状腺功能平稳后再接种新冠疫苗。

患有亚急性甲状腺炎的患者，发病时往往有颈部疼痛等症状，同时可有血沉、CRP等化验指标异常现象。这些患者建议待正规治疗病情稳定后再接种疫苗。

对于桥本氏甲状腺炎的患者，只要甲状腺功能正常且稳定，也可以正常接种疫苗。

患有甲状腺良性肿瘤(或结节)的患者，如无甲状腺功能异常，且无手术计划，可以正常接种疫苗。

对于患有甲状腺恶性肿瘤或其他需要行甲状腺手术的患者，一般需要尽快进行外科治疗，在外科治疗后一般还需要一段时间调整用药，控制甲状腺功能。在手术恢复良好、甲状腺功能稳定后，这些患者也可以接种疫苗。

而对于其他病情复杂的特殊情况，还需要和专科医师沟通再决定是否接种。

我有帕金森病，可以接种新冠疫苗吗？会不会对目前服用药物有影响

针对人群中广泛接种疫苗的不断发展经验，以及国际帕金森与运动障碍学会科学问题委员会的意见，专家从基于证据的角度解决了这些担忧：除非有特定的禁忌证，否则应建议帕金森病患者使用已批准的新冠疫苗进行接种。

（1）与普通人群相比，帕金森病患者新冠感染引起严重，甚至威胁生命的疾病的风险似乎更高。

（2）新冠疫苗在帕金森患者中的不良反应及发生率与普通人群没有区别。

（3）尚无新冠疫苗接种会干扰帕金森病药物的报道。

此外，有些帕金森病前驱期（如快动眼睡眠障碍，简称 RBD）的患者也有些顾虑，针对这类患者，在没有其他疫苗接种禁忌的情况下，也可以放心接种疫苗。

但是以下人群不建议接种。

（1）脑起搏器手术后 1 个月内；

（2）帕金森病晚期患者（如出现晚期并发症）；

（3）确诊帕金森病痴呆、伴严重抑郁症患者。

帕金森病患者注射新冠疫苗是相对安全的，如没有特别禁忌证，都可以放心接种疫苗。

炎症性肠病患者能接种吗

目前认为炎症性肠病患者和一般人群具有同样的新冠病毒感染风险，因此需要接种新冠疫苗。

新冠疫苗接种与炎症性肠病发病无直接相关性；炎症性肠病患者接种新冠疫苗也不会诱发肠道疾病复发。国际炎症性肠病研究组织发表声明：炎症性肠病患者应该尽早接种新冠疫苗，即使当前疾病处于活动期也不影响新冠疫苗接种。

炎症性肠病在治疗过程中涉及使用多种免疫调节药物，如糖皮质激素、免疫抑制剂（硫唑嘌呤、氨甲蝶呤等）、生物制剂（抗肿瘤坏死因子抗体、白介素 12/23 抗体、整联素抑制剂）等，也均可接种新冠疫苗。但在大剂量使用系统性糖皮质激素期间，可能会降低疫苗的保护效率，因此推荐在炎症性肠病患者使用糖皮质激素最低水平时接种新冠疫苗。

糖尿病患者能注射吗

糖尿病患者如果血糖控制处于稳定的状态，随时可以接种新冠疫苗；但如果相关指标控制不稳，或有并发症，比如感染、酮症酸中毒等，则建议暂缓接种。

对于尚未控制的糖尿病和高血压相关患者不建议接种。或者，在慢性疾病急性发作的情况下，也不建议现在接种，应在急性期过后再考虑接种。例如糖尿病肺部感染或皮肤软组织感染、糖尿病酮症、糖尿病合并严重神经病变的，都建议在疾病稳定以后再接种。一般来说，空腹血糖指标超过 10 mmol/L、糖化血红蛋白指标超过 9%的市民，应该在控制血糖后再进行接种。

接种疫苗的注意事项

常见的不良反应有头痛、低热、咳嗽、接种部位局部红晕、恶心、呕吐、食欲不振、腹泻等。提醒各位患者，接种疫苗后需要观察半小时，如出现不良反应，要报告接种点工作人员，必要时及时就医。

神经内科、皮肤科、内分泌科、消化科、甲状腺血管外科、感染科

为什么要号召治愈患者献血

2020 年 2 月中旬，据武汉金银潭医院院长张定宇介绍，当地已经在开展恢复性血浆治疗的尝试，已看出一些好的苗头。当时张定宇呼吁，康复期患者体内有大量的综合抗体，希望康复期患者伸出胳膊，捐献宝贵的血浆。

治愈者的血浆有什么用

为什么要用康复期患者的血浆？他们的血浆有什么特殊？

特异性免疫(specific immunity)

又称获得性免疫或适应性免疫，这种免疫只针对特定病原体(即抗原)。它是人体经后天感染(病愈或无症状的感染)，而使机体获得的抵抗感染能力。一般是在微生物、病毒等抗原物质刺激体内的 B 淋巴细胞后，使得 B 细胞活化增殖并产生特定的抗体，能与该抗原起特异性反应，从而杀伤抗原。

这些特别针对新冠病毒，并能杀伤病毒的抗体存在于血浆内，因此康复期患者的血浆经过处理后，输注给尚处于治疗期的患者，很有可能达到控制疾病的作用。这个治疗方案曾在 2003 年“非典”期间得到应用并取得一定的效果。

捐献血浆对供者健康有影响吗

新冠病毒感染康复者捐献血浆，对身体健康不会有任何影响，也不会影响康复，而且可以根据规定和自身状况，重复做二次捐献。我们还是热切希望，处在新冠病毒感染康复期的患者主动捐献血浆，为治疗重症新冠肺炎患者提供及时有力的支持。

什么是血浆

血液由血浆和血细胞组成。其中,血浆的主要作用是运载血细胞,运输维持人体生命活动所需的物质和体内产生的废物等。血浆相当于结缔组织的细胞间质。血浆是血液的重要组成部分,呈淡黄色液体(因含有胆红素)。血浆中,水分占 90%左右,其他 10%以溶质血浆蛋白为主,并含有电解质、激素类和其他重要组成部分。

临床上,血浆有何用途

一般情况下,临床上使用较多的血浆为新鲜冰冻血浆和普通冰冻血浆,两者因某些凝血因子含量上有所区别,用于不同的患者。对于某些凝血因子缺乏、获得性凝血功能障碍、大量输血伴发凝血功能障碍等患者,血浆通常是较好的治疗方式。此外,有些患者需进行血浆置换,目的是将患者血液中含有病理性成分的血浆去除,同时补充健康供者的血浆。

血液科　李啸扬　李军民

ECMO 如此强大，重症病患可以人手一台吗

无论是哪一版国家卫健委关于新型冠状病毒肺炎的诊疗方案，对于危重型患者的治疗均建议："在各项积极治疗措施效果不佳时，如条件允许，应当尽快考虑体外膜肺氧合(extra corporeal membrane oxygenation, ECMO)。"

ECMO 是什么？为什么能够在其他治疗失效的时候"力挽狂澜"？

ECMO 的作用

ECMO 的本质是一种改良的人工心肺机，可以通过应用体外循环，对呼吸或循环衰竭患者进行有效支持，能够部分乃至全部替代肺和心脏的功能，其强大的心肺支持能力，使许多以往无法医治的危重疾病"禁区"有了救治的可能。

在我国，大约二十年前开始有学者组织开展 ECMO 临床应用。2009 年 H1N1 流感暴发，这项当时看来还是新兴事物的支持技术被大量应用在呼吸危重症患者的治疗中，其出色的救治成功率得到重症医学界广泛认可。

当年的文献显示：危重患者尽早转移至具有 ECMO 支持条件的临床中心救治可使病死率下降 50%。另一项研究结果显示：在 ECMO 辅助下，重症患者的死亡风险可下降到 27.54%。2013 年 H7N9 高致病性禽流感暴发，ECMO 再一次发挥了巨大作用，也因此被写入指南应用。

此外，在重症心脏领域，如今已有越来越多的急性循环衰竭患者接受了 ECMO 辅助，包括心源性休克、心搏骤停等。甚至一些医疗中心将 ECMO 装置定为救护车基本配置之一，使 ECMO 走向院前急救从而更好地发挥急救功能。因此，ECMO 已越来越成为重症医学必不可少的关键支持技术之一，甚至作为重要的质控标准来衡量相关医疗机构的救治能力和级别。

其实，自1953年人工心肺机的发明开始，长时间人工心肺辅助技术就有了基础。随着相关技术在20世纪六七十年代走向成熟，1971年Hill医生首次报道了ECMO成功救治病例。一名24岁的男性患者因多发性创伤导致呼吸衰竭进行性加重，经过了75小时的ECMO救治后脱离危险，最终抢救成功。

随着医疗技术、材料技术、机械技术的不断发展，ECMO的支持时间不断延长，成人的疗效不断提高，从而被更广泛地用于临床危重急救。1989年，随着应用ECMO技术治疗患者获得成功的例数越来越多，国际体外生命支持组织(ELSO)正式成立，制定ECMO技术的指南和规范操作流程。

ECMO的原理

对于重型呼吸衰竭的患者(也包括此次新型冠状病毒肺炎危重症患者)，ECMO进行生命支持时最常使用的模式是静脉-静脉ECMO(V-V ECMO)，它的作用是将人体右心房的静脉血在进入肺血管之前引出体外，进行人为地气体交换后再回输至大静脉，从而支持以及替代肺的功能，相当于为患者提供了一个“人工肺”，使患者自身的肺脏有喘息之机，为康复获得宝贵时间。

理论上，这一技术适用于所有严重呼吸衰竭的患者。除了新冠病毒、流感病毒肺炎引起的呼吸衰竭，其他病原微生物引起的急性重症肺炎、刺激性气体吸入所致急性呼吸窘迫、严重肺挫伤等都可以使用ECMO技术进行辅助。临床上，一些亟待肺移植的终末期肺病患者甚至可以靠ECMO技术度过等待期。

另外，在本次新型冠状病毒肺炎的危重救治过程中，许多学者发现部分患者会在治疗一阶段后突然出现猛烈的炎症风暴，而患者在这种体内免疫“疾风骤雨”之下会迅速出现多个脏器衰竭，往往此时心脏功能也无法幸免。这时ECMO的静脉-动脉模式(V-A ECMO)可以代替心脏泵血功能，维持血液循环，为患者的脏器恢复争取时间。

虽然强大，也有局限

既然ECMO这么强大，那是不是就应该推而广之，让重病患人手一台？

然而现实并没有那么美好。首先，必须清醒地认识到，ECMO虽是一种强有力的器官支持治疗手段，但不是病因治疗。就新冠病毒肺炎诊疗而言，它可以为患者争取宝贵的诊疗时间窗，但无法杀灭病原体，真正的治愈很大程度上还得依赖机体的自我疗愈。

其次，任何医疗技术都存在并发症，有些很轻微，有些则十分严重甚至致命。在临床中，ECMO 应用的时间越长，并发症出现的概率就越高，危险性也会更高。ECMO 主要的并发症有出血、血栓、感染、神经系统、肝肾功能损害等。单单拿抗凝来说，为了避免血液在 ECMO 管路中凝结，必须常规使用抗凝药物，而这样一来患者发生出血的风险就会增加，严重时甚至出现颅内出血而致死。其他各类并发症严重的时候也可导致死亡，就不一一列举。

此外，由于 ECMO 技术是作为金字塔尖式的脏器支持手段，对于医疗机构的基建配置、相关多学科的专业人员资质和配置、医疗资源的需求甚至经济能力要求均较为苛刻，可以认为准入门槛甚高，短期内无法实现大范围配备。另一方面来讲，过度配备对社会医疗资源也是极大浪费。因此可以看到，在此次新冠病毒肺炎的危重症患者救治工作中，国家在短时间之内将大量的 ECMO 资源集中化配备，以顾及更多危重症病患的及时抢救，同时避免资源浪费和流失。

重症医学科　陈德昌

达菲可以用来防治新型冠状病毒肺炎吗

达菲这个药物是真够神秘的，事实上它的问世是带有“救世主”姿态的，那它真是抗病毒的“神药”吗？缺了它，感冒就不可救了吗？于是诸如：新冠病毒肺炎可以服用达菲吗？到底哪种情况下才是服用达菲的最佳时机？达菲应该怎么服用，治疗还是预防？达菲的效果到底好不好？我家小孩是不是能用啊？这类的问题纷至沓来。为此，笔者来剖析下达菲这一药物的“前世今生”。

其实，达菲是药物的商品名，其化学名是奥司他韦。奥司他韦作为一种抗病毒的神经氨酸酶抑制剂，可以减少或阻断流感病毒的传播，在流行性感冒早期使用，尤其是发作的48小时内使用，可有效抑制流感病毒的活性，减轻病情，缩短病程，确实是好药，但“神药”之名，似乎言过其实。

达菲的“前世”

在达菲问世之前，常用的抗流感病毒药物一般是离子通道M2阻滞剂，代表性药物为：金刚烷胺和金刚乙胺，但仅用于治疗甲流，对乙流无效，且容易出现耐药。事实上M2阻滞剂并非直接针对流感病毒，主要是通过促进纹状体内多巴胺能神经末梢释放多巴胺(DA)来发挥药效，不良反应较为多见，如焦虑、注意力不集中、恶心、呕吐等。目前监测资料显示甲型流感病毒已经对其耐药，一般不再建议使用。

早在1992年时，美国的吉利德公司(正是这个公司目前正在大力推进另外一个能引起全球震荡的药物——瑞德西韦)比朔夫贝格尔博士发现一种代号为GG167的化合物可以抑制流感病毒在小鼠体内的复制过程，并授权葛兰素史克公司开发上市。该药不同于传统的“金刚”类M2阻滞剂，可以直接针对病毒繁殖的神经氨酸酶发挥作用，使病毒无法感染新的宿主细胞，但是当时的GG167，化学结构特点不适合于口服，仅适用于制备粉末喷剂并通过吸入肺部发挥药效。

之后，比朔夫贝格尔博士马上就投入到GG167抗流感病毒口服药物剂型的研发当中去了。其过程中却是一波三折，研发团队组先利用计算机反复多次设计药物分子结构模型，模型筛选后再进行药物合成，经过多次试验之后终于得到了新的化合物GS4104。在进行动物实验的过程中，研发组发现小鼠可通过胃肠吸收药物进入血液，并产生抗病毒样效果。之后又相继在大鼠、猴子、雪貂身上进行了实验，均获得了满意效果。最终，吉利德公司选择罗氏公司来转让其药物使用权，授权其进行临床试验并生产药物上市。此时，抗病毒“神药”呼之欲出。

达菲的“今生”

罗氏公司于1999年3月24日向美国FDA提交申请，把GS4104的商品名命名为达菲，通用名为奥司他韦。同年10月，达菲获得了批准上市。2001年，我国批准达菲上市。

达菲上市之初，销路并不广，就像罗氏公司有位销售经理所说：“70年来，临床和患者的共识是：得了流感只要卧床休息就好了，流感是自愈性疾病，但是现在我们要极力推荐临床用药和患者服药。”在之后的几次大的流感暴发之际，达菲都显示出了其抗流感的巨大优势，因而享誉全球。

2017年12月，我国各地进入流感的高发季节，当时的国家卫计委颁布了《流行性感冒诊疗方案2018年版》，流行性感冒是由流感病毒所引发的一种急性呼吸道传染病。流感起病急，症状重，部分患者会出现高热并导致肺炎、脑膜炎、心肌炎、心包炎等严重并发症，少数病例还可能因发生急性呼吸窘迫综合征(ARDS)或多器官功能衰竭而导致死亡。药物治疗方面着重推荐了奥司他韦。

奥司他韦成人每次75 mg，每日2次。1岁及以上儿童需根据体重给药，每日2次：体重小于15 kg的，每次30 mg；体重在15～23 kg的，每次45 mg；体重在24～40 kg的，每次60 mg；体重大于40kg的，每次75mg。肾功能不全的患者在使用奥司他韦时，应当相应地调整剂量。奥司他韦有适合儿童服用的颗粒剂型(可威)，每袋15mg，相较于胶囊剂，儿童服用更为简便，分剂量也更为方便，且不会出现吞咽困难的问题。

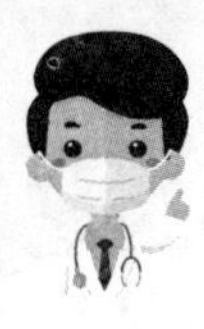

达菲真的那样神乎其神吗

随着近几年流感的肆虐，导致多地成年及儿童大规模遭受流感的侵袭，很多地区出现了达菲脱销、售罄或供不应求的情况，出现了“抗病毒神药”的畅销现状。但是，达菲真的能包治感冒，药到病除，神乎其神吗？事实上，任何“神药”都是要在正常的适应证下合理、安全使用才能发挥其药效，使用达菲，有以下注意事项：

1. 达菲只适用于甲型和乙型流行性感冒，患者应在首次出现症状的48小时内服用；对于普通感冒并不适用

流行性感冒主要表现为发热、头痛、肌痛和全身不适，起病后体温可高达39℃～40℃，可有畏寒、寒战，多伴全身肌肉关节酸痛、乏力、食欲减退等全身症状，常有咽喉痛、干咳，可有鼻塞、流涕、胸骨后不适等。而普通感冒往往没有全身性症状，也不出现高热，应予以区分。

盲目相信“神药”，趋之若鹜，如用于普通感冒则弊大于利！

2. 达菲使用后可能出现一些药物的不良反应

目前报道的主要不良反应有：恶心、呕吐、头痛、眩晕、胃肠道反应等，其中尤其值得注意的是服用药物后出现的神经幻觉反应。有报道称日本卫生厅收到的1 000例达菲的不良反应中，不常见的各种行为怪异占了128例，且主要发生在10～19岁年龄段，估计可能与其神经氨酸酶抑制样作用有关。

而美国FDA提醒：此类严重的不良反应虽并不常见，但出现时可能导致患者的意外受伤。服用达菲的患者应该受到密切的监护，如果患者在服用达菲后出现异常行为，家人应立即与医护人员联系。另外，部分的甲型流感病毒株对于奥司他韦的敏感性已经悄悄下降了。

不要滥用“神药”，其不良反应的未知性较大，安全合理使用才是正途！

3. 达菲是否适宜与中成药合用

有些患者在服用达菲的同时，会同时服用连花清瘟胶囊、抗病毒口服液、清开林胶囊等常见的抗病毒中成药。根据目前少量的文献报道，此类合用，对抗流感的总有效率会有所提高且缩短了病程时间。但由于是小样本统计，还缺少更多的佐证，因此在药物合用上仍需要谨慎。事实上，一则大多数中成药有自己特定的适应范围，部分患者并不适宜使用中成药，如连花清瘟胶囊就建议风寒感冒

者、高血压、心脏病患者、严重肝肾功能不全、年老体弱及脾虚便溏者等慎用；二则考虑到患者药物经济学的因素，服用达菲本身费用就高，若合用中成药，虽然有提高有效率的可能，但尚缺乏有力的循证医学依据，单用达菲或许也是很好的选择。

是否联合服用中成药，仁者见仁，智者见智！

这就是抗病毒的流感“神药”达菲的前世今生，事实上它并不是人们想象的那样神秘。

其实药物的治疗就是“以全概偏”的过程，也就是以药物的治疗效果去对抗机体所产生的偏差，但往往又可能引发新的偏差，即药物的不良反应，所以药物的不良反应与治疗效果同样存在，药物的选择是权衡利弊的结果，只有利大于弊时才是临床的最佳选择，才是患者的福音。药物，只有临床效果明显，不良反应轻微可控，方可称之为“好药”！合理、安全用药的关键点就是凸显药物的临床效果而尽可能控制其不良反应。

就达菲而言，确实在流感的治疗上有其先进、靠谱的一面，但盲目崇拜，非理性追逐却会遗患多多。世间本来就没有“神药”一说，倒是合理、安全用药才是永恒的临床主题，才是我们应该始终追逐的目标。

药剂科　石浩强

“瑞德西韦”治疗新冠肺炎，世卫组织说：暂不推荐

我国的新冠肺炎疫情已进入常态化防控阶段，但全球疫情发展趋势仍不容乐观。截至 2020 年 8 月 11 日，全球新冠肺炎确诊病例已突破 2 000 万，且仍呈上升趋势，因此研发新冠疫苗及新冠治疗药物仍是摆在世界各国面前紧迫而艰巨的任务。在新冠肺炎疫情暴发初期，瑞德西韦（Remdesivir）一度成为有望治疗新冠病毒的“神药”，而受到了广泛的关注。经过大量的临床研究及试验，瑞德西韦治疗新冠肺炎的效果究竟如何？让我们一起来揭开它神秘的面纱。

瑞德西韦是什么

2020 年 1 月 31 日，国际知名临床医学期刊《新英格兰医学杂志》发表了美国华盛顿州卫生局关于美国本土第一例新冠肺炎患者的治疗方案（图 4-1），患者在静脉注射瑞德西韦后，情况出现了显著好转，包括血氧浓度上升、肺部啰音消失、食欲也有所恢复，消息一经报道就引起了广泛关注。但值得提醒的是：该报道只是客观事实的叙述，并没有做出任何“该患者是因为使用了该药之后病情得到好转”的结论。

瑞德西韦（Remdesivir，GS-5734）并不是针对此次新冠病毒开发的新药，事实上没有谁会未卜先知，对一个未知的病毒进行“特效药”研发。该药是美国吉利德（Gilead）公司针对埃博拉病毒研发的一种核苷酸类似物前药。它进入体内不能直接发挥作用，需要代谢转化成具有活性的产物才能发挥药理作用，其代谢过程见图 4-2。

该药通过抑制依赖 RNA 的 RNA 合成酶（RdRp）来阻断病毒核酸合成，产生广谱抗 RNA 病毒的作用。在体外模型中，瑞德西韦具有较强的抵抗丝状病毒、副黏病毒、肺科病毒、冠状病毒和埃博拉病毒的作用。在动物模型中，它可以

The NEW ENGLAND JOURNAL of MEDICINE

BRIEF REPORT

First Case of 2019 Novel Coronavirus in the United States

Michelle L. Holshue, M.P.H., Chas DeBolt, M.P.H., Scott Lindquist, M.D., Kathy H. Lofy, M.D., John Wiesman, Dr.P.H., Hollianne Bruce, M.P.H., Christopher Spitters, M.D., Keith Ericson, P.A.-C., Sara Wilkerson, M.N., Ahmet Tural, M.D., George Diaz, M.D., Amanda Cohn, M.D., LeAnne Fox, M.D., Anita Patel, Pharm.D., Susan I. Gerber, M.D., Lindsay Kim, M.D., Suxiang Tong, Ph.D., Xiaoyan Lu, M.S., Steve Lindstrom, Ph.D., Mark A. Pallansch, Ph.D., William C. Weldon, Ph.D., Holly M. Biggs, M.D., Timothy M. Uyeki, M.D., and Satish K. Pillai, M.D., for the Washington State 2019-nCoV Case Investigation Team*

图 4-1　2020 年 1 月国际知名期刊《新英格兰医学杂志》发表了美国一个新冠肺炎患者注射瑞德西韦的病例

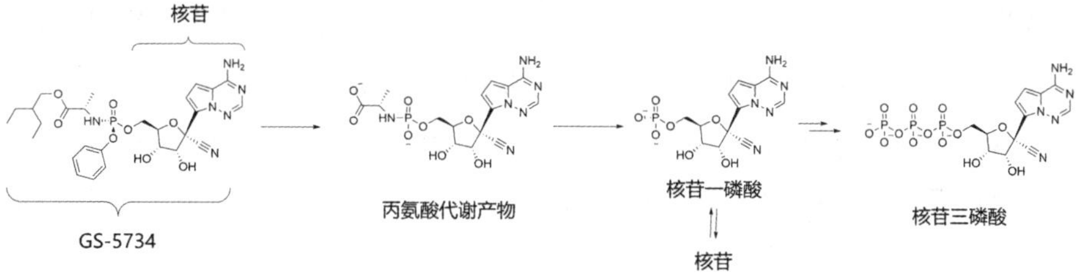

核苷

GS-5734

丙氨酸代谢产物

核苷一磷酸

核苷

核苷三磷酸

图 4-2　GS-5734 的化学结构及其三磷酸腺苷的代谢转化过程

显著抑制埃博拉病毒、尼帕(Nipah)病毒、中东呼吸综合征冠状病毒(MERS)、非典型肺炎冠状病毒(SARS)的复制，从而减轻症状，具有明显的抗病毒作用。在医学上，它主要作为埃博拉病毒的实验药物进行相关临床研究。

然而在 2019 年底的一项临床试验中，发现该药与单克隆抗体 MAb114 和 REGN-EB3 相比，在治疗埃博拉病毒上并没有明显的效果优势，所以未被美国食品药品监督管理局批准上市。

为什么瑞德西韦会被认为可能对新冠病毒有效

正如我们前面介绍的，瑞德西韦通过抑制埃博拉病毒中重要的 RdRP 蛋白发挥作用，其实很多病毒具有非常相似的蛋白结构及功能，因此不排除瑞德西韦可以通过相关或者其他蛋白作用抑制新冠病毒的复制，这也是目前各界对其广泛关注的一个重要原因。

正是基于其对冠状病毒的强敏感性，该药作为一种广谱的抗病毒药物也许可以预防和治疗新出现的冠状病毒。而此次的新冠病毒(2019-nCoV)同属于冠状病毒属，是包膜的单链 RNA 病毒。

瑞德西韦治疗新冠肺炎究竟有没有效

正如《新英格兰医学杂志》报道的那样，1 例患者经过瑞德西韦的治疗后，症状快速缓解，这样的结果当然使我们对这种药物充满了期待，但是药物治疗是一门严谨的科学，不能仅仅因为在一个人身上有用，就说明它适合所有患者。

众所周知，任何一个药物上市都需要经过严格的临床试验环节。临床试验的目的是通过健康受试者以及大规模患者的临床治疗与数据采集分析，评价药物的安全性和有效性。一般大规模、多中心、随机双盲对照试验是临床试验的金标准，且通过比较治疗组和安慰剂组或标准治疗组之间的临床表现，确实出现有统计学意义的好转，才可以证明这种药物的有效性。当然在体现有效性的同时，也需谨慎评价药物的安全性。因此，针对瑞德西韦治疗新冠肺炎是否有效的疑问，需要充分的临床试验数据来回答。

我国曾参与了瑞德西韦最早的两项针对重症和中症患者的研究，然而，2020 年 4 月 15 日，开发该药物的美国吉列德公司宣布，因无法在中国招募到合格的受试者，瑞德西韦在华重症临床试验已中止。4 月 29 日，国际知名医学杂志《柳叶刀》发布了在我国开展的瑞德西韦用于重症新冠肺炎的随机对照多中心试验结果，瑞德西韦并没有显示出提高患者临床改善时间、降低死亡率或缩短病毒清除时间等结果。但 5 月 5 日，瑞德西韦又获得了 FDA 紧急使用授权，用于治疗严重的新冠肺炎住院患者。随后又陆续在日本、英国等多个国家和地区获得了紧急使用权。10 月 23 日，FDA 又批准了瑞德西韦适用于 12 岁及以上且体重至少 40 kg 的需要住院的新冠病毒肺炎成年和儿童患者。但随后在 11 月 20 日，世界卫生组织又更新了新冠肺炎治疗药物动态指南，并重点指出，无论病情轻重，指南均不推荐新冠肺炎住院患者使用瑞德西韦，其强度等级为弱或有条件推荐。该建议是基于 4 项随机对照实验(randomized controlled trial, RCT)共

7 333 名新冠肺炎住院患者的数据系统性审查和综合分析结果。由于缺乏证据表明瑞德西韦能改善对患者的重要结果：降低死亡率、机械通气需要、临床改善时间等，同时考虑到瑞德西韦可能导致的不良反应及较高的成本和资源消耗，专家组决定不推荐新冠肺炎住院患者使用该药物。虽然数据提示非危重患者可能会受益于瑞德西韦，但仍需进一步的研究确认该结果，且 4 项 RCT 研究均未纳入儿童，因此该建议对于儿童的适用性仍不确定。

瑞德西韦的故事可谓一波不止三折，其中也牵涉到其他种种原因，但可以肯定的是，根据目前的研究结果，瑞德西韦一定不是新冠肺炎的特效药，只是在特定条件下有一定疗效。

瑞德西韦的故事也侧面说明了药物研发的艰辛，任何一个药物的临床使用都要经过漫长、细致、严谨的论证和试验，每一个环节都不能马虎大意。据报道，瑞德西韦还将成为首个进入太空研究实验室的治疗新冠肺炎的药物，进行进一步实验，以提高该药物的使用效率。瑞德西韦的临床研究还在不断继续，包括作为吸入药物以及与免疫调节剂联合使用等，相信随着一项项研究结果的出炉，神秘的瑞德西韦，将不再神秘。

针对新冠肺炎的药物和疫苗的研究及其推进还在继续，全球抗疫形势依然严峻，我们仍期待有效药物的出现，共同战胜这场疫情！

药剂科　管滢芸　崔恒菁　李　慧　石浩强

中医药在新冠肺炎疫情期间的使用和预防作用

新冠肺炎疫情期间，关于中医药如何在抗疫、防治等方面发挥关键作用已经引起了社会各界的广泛关注。中央电视台、《健康报》、新华社等多家主流媒体先后采访了数位泰斗级的中医药专家，在新型冠状病毒肺炎诊疗方案(试行第四版)中也是更新了较多有关中医药防治的内容。

辨证和用药总体原则

此疾属于中医疫病范畴，病因为感受疫戾之气。在治疗方案中认为属于疫病范畴。疫病在中医药中指感受疫疠之邪而引起的具有传染性并能造成流行的一类疾病，属外感病的范畴，也可理解为古代人对于传染病的描述。国家卫生健康委、国家中医药管理局高级专家组成员，中国科学院院士、中国中医科学院广安门医院仝小林教授更是具体地说：此疾是**寒湿(瘟)疫**，主要是出于冬天发病以及武汉当地潮湿的考量，在用药上总体原则是**散寒除湿，避秽化浊**。

医学观察期(主要指隔离期、疑似期)临床表现及推荐中医药

乏力伴胃肠不适推荐中成药：藿香正气胶囊(丸、水、口服液)。此类中成药制剂来源于《太平惠民和剂局方》，主要适用于阴暑证。通俗来说，该中成药本身就用于暑天、夏天感冒的症状，适用于夏季感冒并发的胃肠道不适、急性胃肠炎、病毒性腹泻等。如前所述，由于新冠病毒肺炎因寒和湿起病，治疗上宜采用辛温解表、芳香避秽化浊之法，因而推荐使用。但务必注意藿香正气水中含有40％～50％的酒精，避免与头孢菌素、甲硝唑、华法林、格列齐特等药物同服，以免发生“双硫仑样”毒性反应。另外，该类药物中含有生半夏，具有一定的毒性，应在医师、药师的指导下服用，且因为半夏和乌头类中药属于“十八反”，所以千万不要和含有乌头、附子的制剂同服。

乏力伴发热推荐中成药：金花清感颗粒、连花清瘟胶囊（颗粒）、疏风解毒胶囊（颗粒）、防风通圣丸（颗粒）。其中，连花清瘟胶囊是禽流感（H7N9）及流感指南中推荐使用的中成药，主要适用于发热或高热、肌肉酸痛、咳嗽等，对慢性阻塞性肺病的急性加重期症状也有改善的作用。但药物不宜久服，中病即止，出现大便次数增多或不成形的情况时应酌情减量，脾胃虚寒者慎用。

中西医结合：中成药联合西药进行治疗。

中药预防措施

关于新型冠状病毒肺炎的预防，除了少聚集、戴口罩、勤洗手等，中药预防措施有：艾灸、吃大蒜、代茶饮。艾灸主要针对该病的“湿邪”特点，温阳散寒除湿。大蒜则是基于 2003 年“非典”时期的经验，目前也有多篇文献报道大蒜在杀菌、抗病毒等方面有一定作用。代茶饮为苏叶 6 g，藿香叶 6 g，陈皮 9 g，煨草果 6 g，生姜 3 片（寒湿重者，生姜需用 5～10 片），煎汤代茶饮。

需要提醒的是，对于健康人群，上海市新冠肺炎防控中医药专家组成员们并不提倡使用清热解毒类的中药进行预防性服用。

药剂科　马诗瑜　石浩强

抗体鸡尾酒疗法能否让特朗普摆脱新型冠状病毒

第45任美国总统唐纳德·特朗普(Donald Trump)在2020年10月1日确诊新型冠状病毒(SARS-CoV-2)感染。10月2日白宫医生Conley SP向外界公布了特朗普的治疗方案,包括最受关注的单剂量8克静脉注射抗体鸡尾酒疗法(REGN-COV2,美国再生元公司)以及锌、维生素D、法莫替丁、褪黑素、阿司匹林等辅助用药。

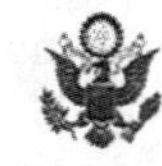

PHYSICIAN TO THE PRESIDENT
THE WHITE HOUSE

October 02, 2020

MEMORANDUM FOR:	KAYLEIGH MCENANY ASSISTANT TO THE PRESIDENT AND WHITE HOUSE PRESS SECRETARY
FROM:	SEAN P. CONLEY, DO, FACEP PHYSICIAN TO THE PRESIDENT COMMANDER, U.S. NAVY
SUBJECT:	Health Update on President Donald J. Trump

I release the following information with the permission of President Donald J. Trump.

Following PCR-confirmation of the President's diagnosis, as a precautionary measure he received a single 8 gram dose of Regeneron's polyclonal antibody cocktail. He completed the infusion without incident. In addition to the polyclonal antibodies, the President has been taking zinc, vitamin D, famotidine, melatonin and a daily aspirin.

As of this afternoon the President remains fatigued but in good spirits. He's being evaluated by a team of experts, and together we'll be making recommendations to the President and First Lady in regards to next best steps.

First Lady Melania Trump remains well with only a mild cough and headache, and the remainder of the First Family are well and tested negative for SARS-CoV-2 today.

图4-3 白宫医生Conley SP向外界公布特朗普注射抗体鸡尾酒疗法的具体方案

很多冠状病毒一旦跨物种传播，致病性高，传播快，病毒容易变异，为抗病毒药物研发带来阻碍。用单一单克隆抗体(mAb)治疗容易产生选择性压力，有可能增加靶向抗原突变逃逸的可能。通过结合靶向非重叠表位的多个 mAb 可以降低这种风险。

其实科学家们早在多年前已经在研发埃博拉病毒单克隆中和抗体时积累了一些经验，例如 Mab114、REGN-EB3 以及 ZMapp 等。最近美国再生元公司运用人源化 VelocImmune 小鼠及康复患者外周血分离出单个 B 细胞，定位在新型冠状病毒(SARS-CoV-2)上 Spike(S)刺突蛋白的受体结合域(RBD)上的表位，开发出抑制 S 蛋白与病毒的关键受体相结合的 SARS-CoV-2 中和抗体。单独应用针对 RBD 的抗体可能会诱导病毒产生耐药突变，将两种或两种以上中和能力强且无竞争位点的 SARS-CoV-2 病毒单克隆抗体组合，再生元公司研究人员将其命名为鸡尾酒疗法(REGN-COV2)(REGN10933＋REGN10987)，通过与刺突 S 蛋白结合，阻止病毒进入和感染细胞。

研究人员意识到 SARS-CoV-2 有可能已发生突变以及单克隆抗体临床大规模应用后可能存在潜在的病毒变异逃逸风险，通过深度测序，发现将 2 种单克隆抗体组合为抗体鸡尾酒，能弥补单一抗体作用的不足，对防止病毒突变逃逸毒株有保护作用，实现“1＋1＞2”的疗效。

用 SARS-CoV-2 感染动物的体内实验中，进一步用 REGN-COV2(REGN10933＋REGN10987)预处理恒河猴和金仓鼠，两种动物基因组中均仅检测到较低的亚基因组病毒 mRNA。尤其是在恒河猴中，口腔和鼻咽拭子及支气管肺泡内 SARS-CoV-2 mRNA 明显减少。

抗体鸡尾酒疗法已于 2020 年 6 月 11 日注册临床试验，预计纳入不同程度的住院患者约 3 000 例，研究正在进行中。2020 年 9 月 29 日在其官网披露了 2 种单克隆抗体(REGN10933＋REGN10987)组合而成的抗体鸡尾酒疗法在非住院患者中运用 REGN-COV2 的数据情况。

再生元公司官方数据显示在连续的 1、2、3 期临床试验中，REGN-COV2 对初期 275 例非住院新冠患者进行 1∶1∶1 随机分组给药(NCT04425629)，分别接受单次高剂量(8 g)、单次低剂量(2.4 g)以及安慰剂静脉注射。治疗前采集血清样本，确保用药前未产生抗体。结果发现 REGN-COV2 能显著降低患者病毒载量，缩短症状缓解时间。在治疗 7 天后，REGN-COV2 显著降低血清抗体阴

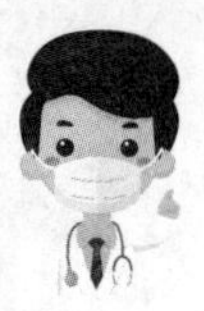

性患者病毒载量，载量越高，下降程度越明显。在未产生有效免疫反应的患者中获益最大，表明 REGN-COV2 也许可成为天然免疫反应的一种替代治疗。

何为鸡尾酒疗法

鸡尾酒疗法这一概念在 1996 年由中国工程院外籍院士、美国医学院院士、美国科学院院士何大一教授首先提出，最早用于 HIV 感染的治疗。通过 3 种或 3 种以上的药物组合，把蛋白酶抑制剂与多种抗病毒的药物联用，减少单一用药所致耐药性，最大限度地抑制病毒复制，延缓病程进展，提高生活质量。近年来，这个组合疗法的概念不仅用于病毒感染，也运用到肿瘤领域，多种新型靶向免疫药物组合治疗也取得了很好的疗效。

近日，国内的研究团队在新型冠状病毒的中和抗体治疗领域也做出了许多积极的贡献：中国工程院院士、军事科学院军事医学研究院研究员陈薇教授团队发现首个靶向刺突蛋白 N 端结构域的高效中和单克隆抗体，有望成为鸡尾酒疗法的配方之一；北京大学生命科学院的杜硕等描述了一种具有高效力的 SARS-CoV-2 N 抗体 BD-368-2，通过同时占据三个受体结合域(RBD)而不考虑它们的“上”或“下”构象来完全阻断 ACE2 识别，在治疗 COVID-19 中具备很大潜力。

需要强调的是，目前 REGN-COV2 尚未得到美国食品药品监督管理局(FDA)批准，该部分数据来自公司官网，未经同行评议，也未公开正式发表，还需要更加严谨、客观、翔实的数据予以验证其临床可靠性。

感染科　赖荣陶　谢　青

美国专家称放疗对重症新冠肺炎患者有效率达80%,靠谱吗

2020年6月12日,美国埃默里大学医院的Winship癌症中心发布了他们利用放射线治疗重症新冠肺炎患者的初步临床结果。结果显示,低剂量全肺放疗对重症新冠肺炎的有效率高达80%。由于效果惊人,这个研究成为近几日的热议话题。

放疗可以治疗肺炎吗?原理是什么?效果如何?所有新冠肺炎患者都能用吗?

放疗是一种治疗肿瘤的手段,为何想到把它应用于新冠肺炎呢

其实,在抗生素尚未广泛应用的20世纪上半叶,低剂量全肺放疗就是治疗重症肺部感染的手段之一。但是,在发现青霉素以后,尤其第二次世界大战中使用原子弹造成广泛的辐射病,使人们对使用放射治疗癌症以外的其他疾病的兴趣逐渐减弱了。

放疗治疗肺炎的原理,是用放射线杀死肺内细菌和病毒吗

其实并不是。与药物针对病毒进行治疗不同,放疗治疗重症肺炎针对的是其发病机制。重症肺炎患者的肺部损伤并不全是细菌或者病毒直接损伤造成的,而是主要由新冠病毒引发机体"过激"的免疫反应造成的,即"细胞因子风暴",也就是新冠病毒激活了大量的免疫细胞进入患者的肺及其他器官,分泌过多的"细胞因子"对病毒及其所在人体组织发起过度攻击,造成器官损伤,甚至致人死亡。而免疫细胞对放射性十分敏感,因此低剂量照射可以通过杀伤免疫细

胞，从而逆转“细胞因子风暴”，实现治疗目的。

美国这个研究为何引起广泛关注

美国这个研究入组的都是需要吸氧的、高龄的、有众多并发症的重症新冠肺炎患者，这部分患者在传统治疗手段下的死亡率是明显偏高的。而在放疗后的24 小时内，多数患者的缺氧和肺部炎症情况即可出现显著改善。另外，放疗只需要实施一次，持续 10～15 分钟，十分适合行动不便的重症患者。而在我国大部分地区都拥有放疗设备，这个治疗手段的可及性也很强。

所有新冠患者都可以接受放疗吗

尽管论文显示疗效显著，但是我们仍需谨慎解读这个临床研究。目前看来，并非所有新冠肺炎的患者都适合接受放疗。在美国的这个临床研究中，只治疗了 5 位患者，还排除了需要气管插管的危重症患者和无需吸氧的轻症患者。因此，在更加广泛的新冠患者人群中是否还有如此亮眼的疗效，需要进一步证实。另外，这个研究只看了 14 天内的治疗效果，对于长期疗效，以及放疗继发的长期不良反应都不明确。

放疗还可以治疗哪些良性疾病

除了治疗恶性肿瘤，放疗对许多良性肿瘤和良性疾病也有治疗作用。比如，垂体瘤、瘢痕疙瘩、甲状腺功能亢进所致的浸润性突眼、动静脉畸形、顽固性心律失常等，涉及皮肤病、眼眶疾病、耳鼻喉疾病、消化和泌尿系统疾病、骨关节系统及中枢神经系统疾病等各领域。

放疗科　陈佳艺　赵胜光　曹　璐

第五篇　大众如何做好防护

面对病毒，如何有效切断传播途径

诊疗方案指出，新冠病毒感染的主要传播途径是经呼吸道飞沫和密切接触传播，而在相对封闭的环境中长时间暴露于高浓度气溶胶情况下存在经气溶胶传播的可能。我们也从相关媒体、文献中了解到李兰娟院士团队最早在新冠肺炎患者的粪便中找到新冠病毒，钟南山院士团队不仅在患者的粪便中还在尿液中分离出新冠病毒，虽然均是小样本报道，但是提示接触这些污染的粪便、尿液也是有可能导致疾病传播，这些发现尚待进一步研究明确。对于公众来说，如何切断新冠病毒的传播途径，有针对性地采取预防措施，对于减少和控制感染疫情非常重要。

什么是传播途径

传染源、传播途径、易感人群是传染病引起流行的三个主要基本条件。新型冠状病毒是病原体，传染源就是新冠病毒感染发病的患者和无症状感染者，前者容易被发现隔离治疗，后者难以被发现，所以在流行病学史上传染播散意义更大。第一个新冠病毒感染的患者或无症状感染者，他所携带的病毒离开这个患者到达第二个易感者所经历的途径就称为传播途径。传播途径由外界环境中一种或多种因素组成。各种传染病均有各自的独特传播途径。而新型冠状病毒感染肺炎是新发、突发传染病，随着疫情的发生发展，逐渐为公众所认识熟悉，已经发现有多个传播途径，要针对性防护。

呼吸道传播，如何防护

新型冠状病毒主要通过呼吸道飞沫传播。飞沫是指直径大于 5 μm 的含水颗粒，咳嗽、打喷嚏、大声说话，均可从口腔或鼻腔喷溅出飞沫，距离小于 1 m 的人际接触，常可吸入对方喷出的飞沫。但是飞沫传播距离很短，不会在空气中长期漂浮。从这个角度讲，在日常通风环境下，空气中一般不会有新型冠状病毒。所以建议每天至少两次开窗通风，是降低感染风险的有效措施，但是提醒大家，注意保暖。一般老百姓外出必须戴口罩。咳嗽或打喷嚏时注意咳嗽礼仪，用纸巾或肘部内侧掩住口鼻，并将使用过的纸巾丢进带盖垃圾桶中。在社交时保持至少 1 m 的社交距离。

注意，有些人佩戴有呼吸阀式口罩，这种口罩的呼气阀是单向阀门，呼气时，排出气体正压将阀片吹开，迅速将呼出的气体排出，排气过程由于没有过滤层，如果患者佩戴这种口罩可能会将病毒排出，所以确诊和疑似患者不应该佩戴此类口罩。

气溶胶传播是指飞沫在空气悬浮过程中失去水分而剩下的蛋白质和病原体组成的核形成飞沫核，可以通过气溶胶的形式漂浮至远处，易感者经过或驻足吸入后获得感染，造成远距离的传播。在某些特殊的条件下才可能发生气溶胶传播（长时间暴露于高浓度气溶胶情况下），例如进行临床气管插管等专业医疗操作时，需要三级加强防护。如果是在常规临床护理、一般的工作生活条件下，采取正确佩戴口罩的飞沫传播防护措施，是足以保护普通公众不被感染的。

消化道传播，如何防护

临床发现在部分病例早期症状中，有腹泻等胃肠道症状。之后李兰娟院士和钟南山团队分别发现在患者粪便中检测到核酸阳性以及分离出新冠病毒，提示感染新型冠状病毒后，病毒在消化道内也可以增殖，是否一定会通过消化道传播，有待研究。不敢信其无，故需要密切关注传播途径研究进展，以便对防控策略和个人防护措施进行完善。对普通公众来说，饭前便后要认真洗手，平时不吃野生动物，不生食，煮沸食物，公筷分餐饮食，用含氯消毒剂按要求比例对粪便进行消毒再处理。如果家里有密切接触者，最好请密切接触者使用单独卫生间，如果没有条件可每天用含氯消毒液比如 84 消毒液清洁厕所，并且用消毒液擦拭马桶的按钮、圈垫、内部,以及厕所门把手这些容易接触到的部位;另外,为了自己也为了别人,盖好马桶盖,也可以减少上述说的气溶胶传播的可能。一旦养成良好卫生习惯,注意个人和家庭卫生,防苍蝇昆虫叮咬,就可以有效防范很多肠道传染病的传播。

接触传播,如何防护

接触传播分直接和间接接触。前者是指皮肤或黏膜直接与患者或病菌携带者接触,往往引起聚集性传播。间接接触是指皮肤或黏膜接触患者或病菌携带者的体液、排泄物等被污染的物品表面。这两种方式都可以造成新型冠状病毒的传播。勤洗手,避免未清洗的手接触眼、鼻、口腔。英国国民保健制度(NHS)网站:病毒离开人体后的存活时间取决于所处环境所依附物体的表面情况,在不锈钢、塑料等非渗透性(防水)表面存活时间相对较长,在纤维织物、纸巾等渗透性表面存活时间相对较短。所以接触门把手、电梯按键、扶梯扶手、键盘、马桶、手机等需加倍小心,推荐使用含氯消毒液(如 84 消毒液)及含有酒精的消毒产品,经常清洁这些可接触的物体表面。并减少家人间,特别对儿童的亲吻、抚摸等亲昵行为。减少聚集、购物、餐饮、集会等,必要时外出可佩戴一次性手套,使用后的手套翻面后丢弃。

母婴传播,如何防范

母婴传播也称垂直传播,是指孕产妇的病原体通过胎盘、产道或哺乳传播给后代。共有三种传播方式:通过胎盘传播给胎儿、出生时由产道传播、母乳感染。如果说母亲是通过呼吸道传染给孩子,那就不是母婴垂直传染。

2020 年 2 月 5 日,武汉儿童医院确诊两例新生儿感染新冠肺炎,其中最小确诊的患儿出生仅 30 小时,其母亲是确诊的新冠肺炎患者。对此,武汉儿童医院新生儿内科专家称应考虑存在母婴垂直感染传播途径可能。之后 2020 年 2 月 12 日《柳叶刀》在线发表来自中国武汉的关于 9 名妊娠晚期合并新型冠状病毒肺炎(COVID-19)的小样本研究。该研究提示,目前尚无证据表明新型冠状病毒感染可导致严重不良新生儿结局(胎儿畸形和其他风险)。医生在她们的胎盘、羊水和脐血中都未检测到新型冠状病毒。这都是不支持新型冠状病毒可通过胎盘传播的证据。

但如果母亲是新冠肺炎患者，为了防止孩子被感染，还是要及时就诊和隔离住院。由多学科团队联合管理新冠病毒感染孕产妇及其分娩的新生儿。新冠肺炎产妇分娩的新生儿应尽早断脐、尽早清洁，同时进行新冠病毒感染评估，转入隔离病房。疑似或确诊新冠肺炎产妇的新生儿，出生后需隔离 14 天，并密切观察有无新冠肺炎的临床表现。产妇与新生儿分开隔离，不可同处一室，暂不推荐母乳喂养。但建议定期挤出乳汁，保证泌乳，直至排除或治愈新冠肺炎后方可母乳喂养。

做到出门戴口罩、回家勤洗手、养成合理饮食与劳逸结合好习惯就是很好的切断传播途径的好方法，也是保护自己和家人最好的方法。

感染科　谢　青

如何正确使用口罩

佩戴口罩就像给自己的呼吸系统设置一道“过滤屏障”，佩戴在口鼻部位，可以过滤进入口鼻的空气，阻挡有害气体、气味、飞沫进入口鼻。一方面保护自己不被感染，另一方面当自己有了呼吸道症状时，也能很好地保护别人。

佩戴口罩的方法

(1) 戴口罩前先洗手，特别注重指尖的揉搓。

(2) 分清正反面和朝向。

(3) 将口罩两端挂在耳朵，或系牢在头部。

(4) 拉伸口罩，使得其覆盖口鼻。

(5) 双手压紧鼻夹，使口罩上端紧贴鼻梁。

(6) 检查口罩贴合性。

划重点一：分清内外和朝向

能防新冠病毒的医用外科/防护口罩式样共有三种：挂耳式口罩、绑绳式口罩、头戴式口罩。

请记住，对前两者来说：金属鼻夹在上，皱褶向下的一侧为外面，皱褶向上的一侧为内面。

对头戴式口罩来说：被折叠朝向外侧的则为外面，有金属鼻夹的一段朝上。

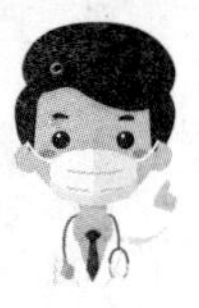

金属鼻夹

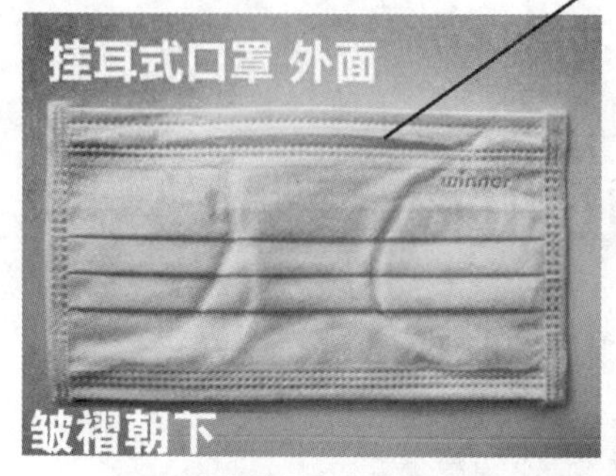

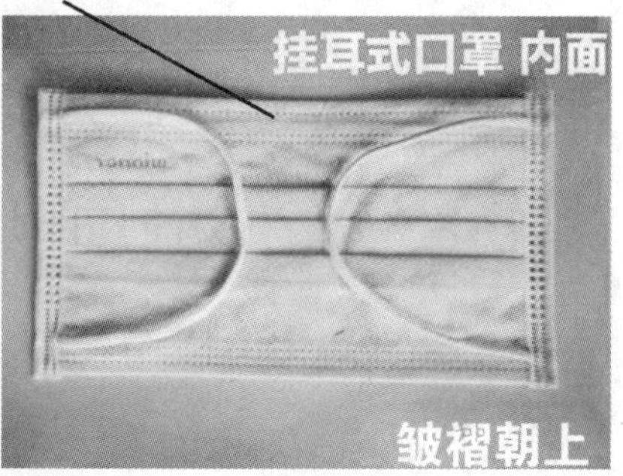

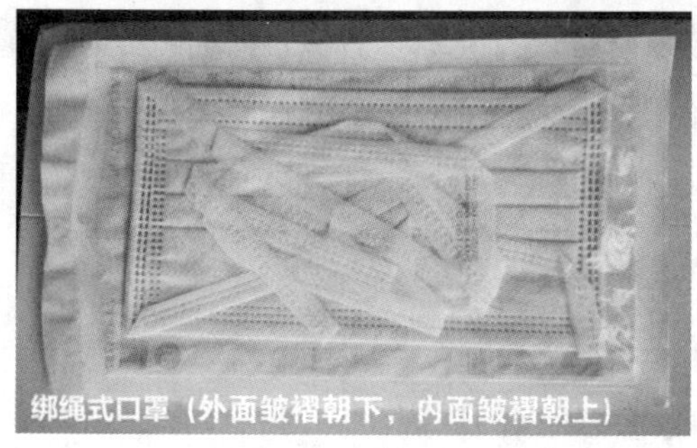

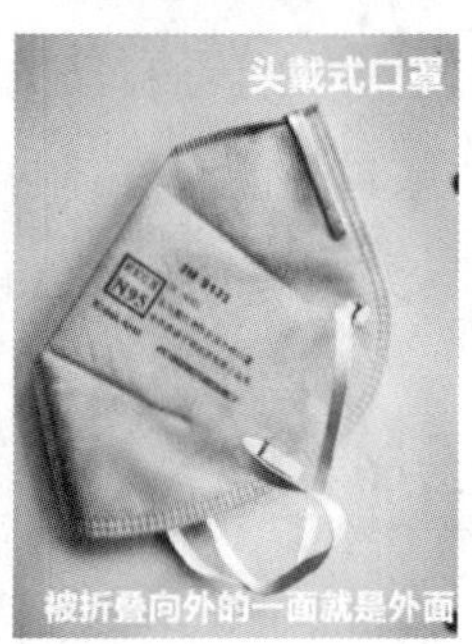

图 5-1　能防新冠的医用外科防护口罩式样

划重点二:注意贴合性

无论什么式样的口罩,佩戴时最重要的是贴合性,当佩戴不规范,比如口罩四周"漏气"时,防护有效性就降低了,如图 5-2 所示。

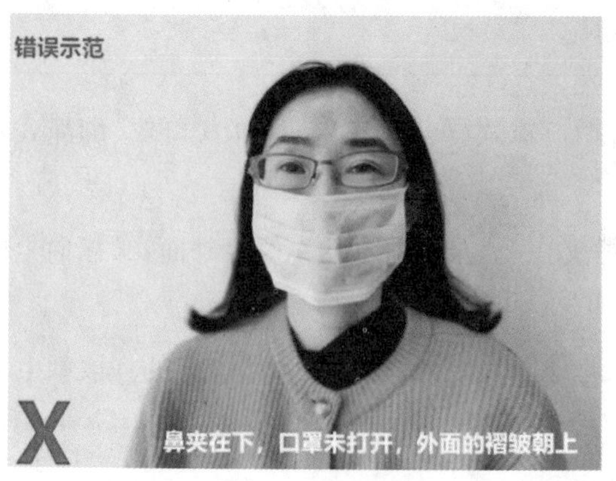

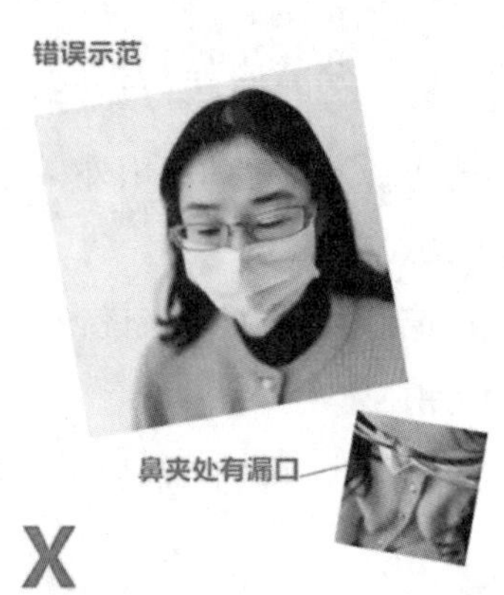

图 5-2　佩戴口罩的错误示范

佩戴正确后，如图 5-3 所示。

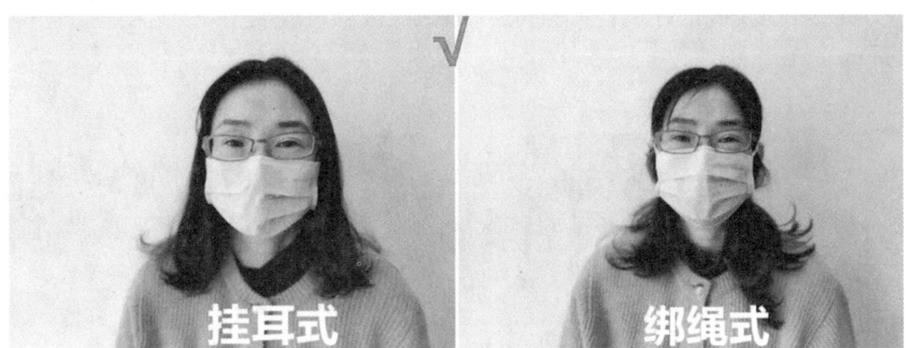

图 5-3　佩戴口罩的正确示范

划重点三：摘口罩的正确姿势

(1) 确认手是干净的(如果你的手是污染的，就暂时不要摘了)。

(2) 避免触碰口罩的外表面，摘下耳挂(或头部系带)后，由内而外反向折叠后，用自封袋装好并丢进垃圾桶。

(3) 尽快洗手。

注意：

(1) 摘下的口罩不要直接放在包里、兜里等处，容易造成持续感染风险。

(2) 也不要触碰别人使用过的口罩，避免交叉感染。

(3) 用于防御细菌的一次性口罩，当考虑被污染或潮湿时，严禁再次使用。

再次强调：佩戴、摘除口罩过程中，前臂、手、口罩外面不要碰到脸、眼睛、鼻子、嘴巴，以免这些部位的黏膜被感染。

划重点四：口罩并不是越厚防护效果越好

医用外科口罩摸上去比较薄，但是具备阻水层、过滤层和吸湿层，这三层结构可以阻挡病毒入侵。因此，只要具备这三层的口罩，戴一个足矣！

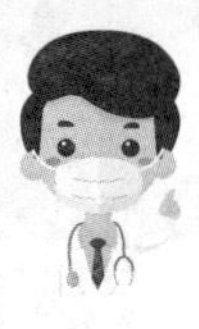

划重点五：正确处理用过的口罩

如果在医院或医疗机构：请直接投入医疗废物垃圾袋中，专业人士会进行集中处理。（图 5-4）

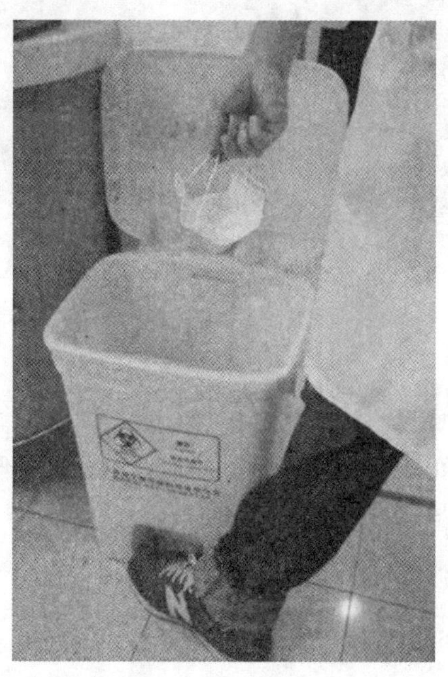

图 5-4　医疗机构应将使用过的口罩投入医疗废物垃圾袋

如果在家：对于存在发热、咳嗽、咳痰、打喷嚏等症状的民众，推荐将口罩用密封袋或保鲜袋装好后，丢至垃圾桶。

是否要将口罩剪掉之后再丢入垃圾桶？建议不要这样做，因为多一重处理就可能多一重接触，无论哪种方法，谨记处置完废弃口罩后务必要认真洗手。

最后，再次提醒：对于孕妇、老年人及有心肺病慢性病等患者，如果不能耐受戴口罩时的不适，需尽量减少外出。如果实在需要外出，则要佩戴好口罩。对每个人来说，充分休息，适量饮水，保持良好心态，并尽量减少外出，才是最佳的自我保护策略。

划重点六：运动时戴口罩的利弊

我们进行户外运动是为了呼吸新鲜的空气，锻炼身体。在运动时呼吸储备能力被调动，使呼吸加快，通气量增大，这时身体的需氧量及肺活量均显著增大，从而锻炼我们的心肺功能，使其更加强健。

当出现空气污染时，空气中存在大量二氧化硫、氮氧化物和可吸入颗粒物（PM），随着空气中 PM 浓度不断增大，有害细菌和病毒沉降速度逐步变慢，进而导致空气中病原体浓度增高。

如果所佩戴的口罩密闭性不佳，会导致吸入有害物质的比例显著增多，伴随着呼吸量的增加使这些有害物质可以加速沉积在上、下呼吸道和肺泡中，进而可能会引起感冒、气管炎及肺炎，而对自身伴有哮喘、慢性阻塞性肺疾病患者则会容易导致病情急性加重，严重的情况下可能会危及生命。

如佩戴密闭性较好的口罩锻炼，有害物质隔绝了，但是呼吸功增大了，易让人产生呼吸肌疲劳，甚至出现缺氧、胸闷等不适；如长期佩戴，鼻黏膜加湿加温的作用退化，会导致鼻黏膜脆弱，丧失原有保护功能，降低人的防御能力；运动时产生大量水汽及汗液，口罩很容易变湿，其阻隔病菌的作用会降低，防护性变差；运动时通气量是正常的 20～25 倍，如环境污染严重，阻隔的粉尘会迅速阻塞滤网，需要频繁更换口罩。

很显然，戴着口罩做运动并非明智之举。综上，建议各位运动爱好者们在空气质量不佳的条件下，以减少不必要的户外运动方为上策，毕竟运动的目的是为了让自己更加健康。

呼吸与危重症医学科　周剑平

医院感染管理科　糜琛蓉

洗手不是水冲冲这么简单

新型冠状病毒肺炎是所有人群普遍易感的疾病，而且，除了呼吸道飞沫传播之外，病毒也可以通过手、物品等接触传播。除了正确地选择、佩戴口罩，通过洗手减少手部携带的病毒也很重要。

为什么要洗手

病毒、细菌通常会通过咳嗽、打喷嚏排出体外，其中一部分会附着在身边的公共物品上，而人又会无意识地使用这些物品，此时，若不能正确、及时洗手，病菌很容易通过双手揉搓眼睛、触摸鼻子（甚至咬手指甲、触摸眼镜）等动作接触黏膜而感染。因此，勤洗手是预防病毒和细菌感染的一道特别重要的防线，每个人都应该掌握正确方法。

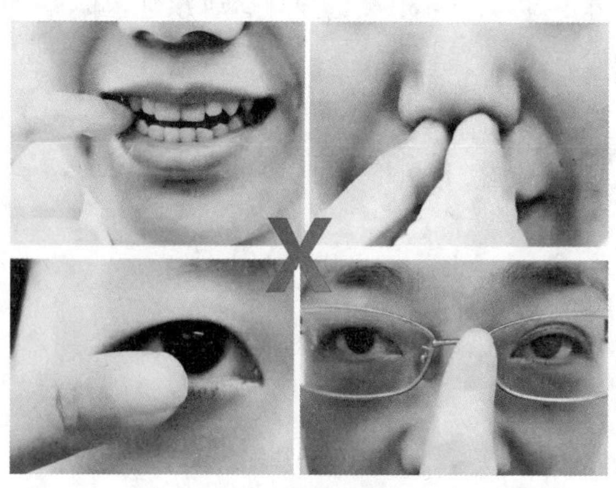

图 5-5　通过双手接触黏膜示意图

什么时候最需要洗手

触摸到口罩外面后，进食前，大小便后，接触幼儿前，擤鼻涕后，触摸到肉眼可见的污物后，摸过公共场所的物品，尤其是门把手、电梯按钮、扶手后，进出医院前后。

由于环境中存在许多看不见的细菌、病毒，双手在不知不觉中会接触、沾染，容易直接或间接接触到病菌，即使在双手没有明显脏污的情况下，及时洗手也是必要的。

免洗洗手液、湿纸巾有效吗

免洗洗手液

目前建议使用含酒精的免洗洗手液。免洗洗手液使用方便，不需要洗手台和流动水，只需挤在手上，然后用几秒钟将双手搓到干，干了的同时，细菌和病毒也就被杀死了。但是，免洗洗手液无法100％去除脏污和病菌，因此必要时，还是要洗手。

湿纸巾

市面上湿纸巾类别繁多，消毒湿巾也有各种类型，用前要确认有无杀病毒的成分，并且最好选择对皮肤的损伤比较小的类别，但和免洗洗手液一样，都无法做到100％清洁和消毒，因此必要时，还是要洗手。

正确洗手七步走

正确的洗手方法是先以流动水淋湿双手，然后使用肥皂或洗手液，按以下步骤进行。

第一步，双手掌心相对，手指并拢相互搓洗；

第二步，掌心对手背，手指交叉，搓洗手指缝，双手交换进行；

第三步，手指交错，掌心对掌心揉搓；

第四步，弯曲各手指关节，半握拳把指背放在另一手掌心旋转揉搓，双手交换进行；

第五步，一只手握住另一只手的拇指搓洗，左右手相同；

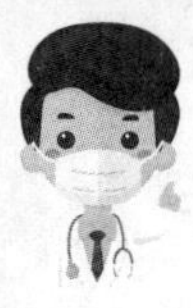

第六步，指尖摩擦掌心，左右手相同；

第七步，一只手握住另一只手手腕，螺旋式擦洗，左右交替。

揉搓结束后用流动清水冲洗干净，使用干净毛巾或纸巾擦干双手。

医院感染管理科　糜琛蓉　严明琦

生活中如何减少接触病毒的机会

新型冠状病毒肺炎属于乙类传染病，按照甲类传染病进行管理。一些在疫情期间养成的好习惯，建议今后继续保持，也可以有效预防其他传染性疾病的发生！列入2013年修订的《中华人民共和国传染病防治法》的传染病有39种（甲类2种，乙类26种，丙类11种）。

这些坏习惯该戒啦

（1）避免用可能污染的手或物品直接接触眼、口、鼻，如挖鼻孔、揉眼睛、咬手指、用指尖推眼镜、用牙齿咬铅笔等。

（2）吐痰、擤鼻涕、咳嗽、打喷嚏时用纸巾包裹或擦拭，不要污染周围环境，手被污染后，应立即洗手或消毒手。打喷嚏时，如来不及用纸巾，尽量用肘遮挡。

（3）马桶冲水时不要敞开，一定要盖上盖子，以减少冲水时产生的气溶胶。

这些好习惯继续保持

（1）生活物品专人专用：餐具（碗筷勺等）、水杯、牙刷（杯）、毛巾、被子等生活用品须一人一套，各自专用，明显区分；需要时，可定期对用品进行消毒。

（2）洁污区分，物品定点放置：严格区分清洁区与污染区，提高污染防范意识。如口袋分洁污，抹布分区专用，左右手分洁污，房间分洁污等。各类物品固定地方晾干，相互之间尽量不碰到。

（3）定期清洁，保持干燥：洗衣机、微波炉、碗柜、冰箱、烧水壶、洗菜篮、抹布、拖把、扫帚等用品都是日常频繁使用的物品，若是不能定期清洁，就会成为微生物繁殖的“基地”。微生物特别喜欢有机物多和潮湿的地方，因此定期清洁和

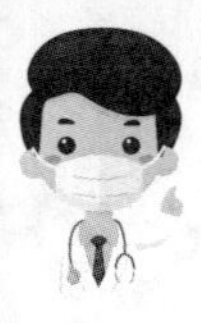

保持干燥就很重要了。

(4) 清洁要点:需重点擦拭污渍和积水,擦拭手经常触摸的位置;清扫时,按照先清洁再污染,先上后下的顺序进行;擦碗、擦地板、擦桌子的毛巾和工具都要分开,厨房、厕所以及其他房间的也要分别分开,使用时可以在流动水下,一用一清洗或一消毒;日常清洁(如擦灰)用湿毛巾,因为细菌容易附着在灰尘上,干毛巾容易扬尘;开关上部、踢脚线上部、床栏上部会集聚大量灰尘,不要遗漏。

(5) 取快递及物品交接要注意:不要面对面大声说话,对于手经常触摸的部位也要加以防范;物品不要直接放在地上,以减少地面污物污染外包装,如确需如此,放之前查看地上有无潮湿、明显污渍及痰液;进入家中清洁区时,所有外包装都要拆除,拆除者与搬运者分开,拆除者只触摸外包装,搬运者只触摸内容物,拆除后及时洗手。

(6) 减少出门:注重环保,减少垃圾以及倒垃圾的次数。如果坐电梯,要戴好口罩。

(7) 通风保暖要注意:家中无高危人群,且周边无疑似或确诊病例时,空调与空气洁净设备可以正常使用。如家中有地暖、取暖器等设备时,优先考虑使用这些设备进行取暖。每日开窗通风,通风时关门,自然换气,注意防寒保暖。

(8) 手套的使用:只有在接触污染物,或手上有破口有可能触碰污染物,或是疫情较严重地区需要外出时,才考虑戴手套;不推荐为防传染,在家中或户外无危险的情况下长时间使用手套,长期戴橡胶手套,手会因不透气而皮肤异常;另外,长时间佩戴,防污染意识会下降,甚至戴着手套摸脸、摸鼻子、摸嘴巴等,这时反倒很危险了;如果戴着手套接触了污物,要及时更换手套,不到处乱摸;用后及时处置,一次性手套放入袋子弃于垃圾桶,复用手套立即清洗,需要时消毒后清洗。

(9) 其他防护用品:除了口罩以外,绝大多数情况下,眼罩、鞋套、面罩、雨衣是不需要的。此类防护用品使用后,若是处置不当,还会造成对自身的污染。

医院感染管理科　糜琛蓉

如何把新型冠状病毒挡在家门外

新冠肺炎疫情期间，对于需要出门的人来说，如何将病毒挡在家门外是大家关心的。

我们知道，新型冠状病毒传染力较强。因此，采取措施不被传染非常重要，这些做法对其他病菌也同样适用。

怎么将病毒挡在家门外

一般来说，只要家人没被感染、且未接触确诊或疑似人员，我们的家都是洁净的。所以外出后进家门的那一刻最重要，不要把可能的污染带回家。要做到以下几点。

（1）在外不把物品放在地上，尽量少用手直接触摸公共物品，如电梯按钮、公共交通扶手、门把手等。如确需触碰，可以使用纸巾、塑料袋等衬一下，且不断折叠，以做到一次用一个面，不污染其他物品。这样既保护自己又保护别人，且不污染环境。

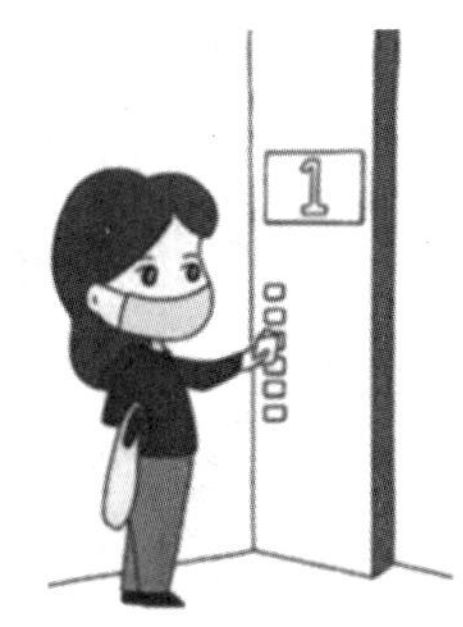
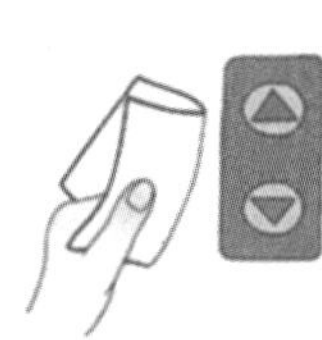
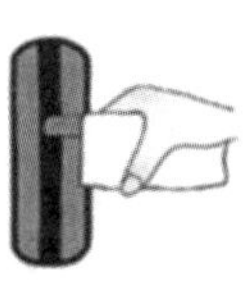
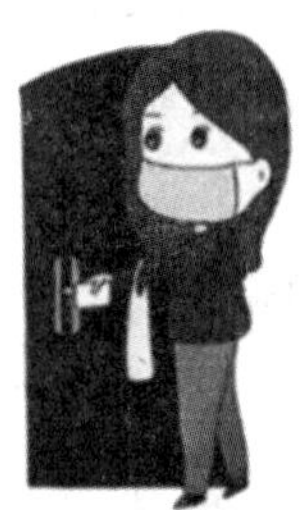

图 5-7　使用纸巾接触公共物品示意图

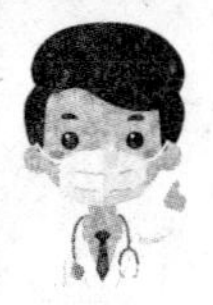

(2) 外出的鞋底上可能沾有携带病毒的飞沫、痰液，换鞋时不要让鞋底污染家中清洁的区域。可在家门口设置外出物品隔离区，将经常外出用的物品(如外衣、鞋子、背包等)固定在这个区域。进门换室内鞋时，外出鞋不碰到隔离区外的部位。

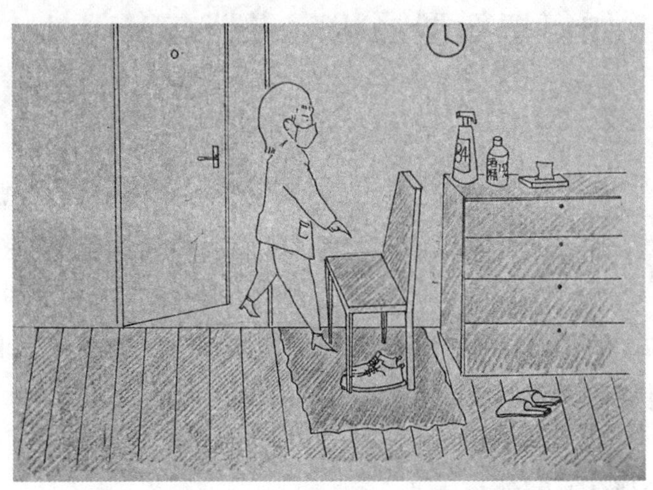

图 5-8　在家门口设置外出物品隔离区

注：地毯：污染区(入门直接踩在地毯上，放置外出鞋)；椅子和橱柜：半污染区(坐着穿、脱鞋，放置消毒液、纸巾、外衣等，图中椅子和橱柜上为半污染区及潜在污染区，橱柜内为半污染区及潜在清洁区)；地板：清洁区(家中清洁的地方)。

(3) 进门时，手消毒非常重要，可以把含酒精的手消毒剂或 75%酒精棉片放在进门的柜子上，取用方便。如果戴手套，需要脱手套后立即处理手套、消毒双手或洗手。

(4) 如果外衣不能做到脱后即清洗，脱外衣时，要将外面包裹在内，并放在外出物品隔离区，避免沾染在外套上的污染源，污染家中环境，也要与清洁的衣物分开放置。

(5) 脱口罩时，确认手是干净的，否则需再次洗手或手消毒。注意，手不要触碰到口罩外面以及眼、鼻、口。

(6) 彻底洗手，特别注重指尖的清洗。因为指甲缝和指尖是最容易藏污纳垢的地方，留指甲或涂指甲油的话，更要认真清除指甲缝里的污垢。另外，若是外出购买生活用品后，可循环的购物袋可以顺便一起清洗。

洗手时要注意：①首选瓶装皂液，如使用肥皂洗手，每次洗手前将肥皂洗一下（肥皂长时间潮湿，容易繁殖细菌，如果用携带新冠病原体的手拿肥皂，新冠病毒有可能留存在肥皂上，所以这时候进门即手消毒就很重要了）。②擦干用擦手纸，一用一弃。③开关水龙头、取皂液时，用肘关节或将手柄洗一下后开关，也可用擦手纸开关。无论用哪种方法，识别污染源、防止环境和自身再污染很重要。

（7）清洁消毒其他手经常触碰的物品，如：钥匙、手机、门把手等。可以在洗手的时候一起洗钥匙，手机和门把手用75%酒精棉球擦拭。

（8）以上步骤都做完了，可在流动水下清洁口鼻腔，方便的话还可以同时洗个澡。

复工居家防新冠口诀

焦虑失眠需避免，睡眠锻炼不可少。
外出口罩正确戴，其他防护应适度。
口罩内面避污染，口罩外面手不摸。
说话避免面对面，社交距离更安全。

时时刻刻管住手，快速手消身边备。
每日开窗免对流，防寒保暖要注意。
流感季节勤测温，如有异常早就医。
就近选择医疗点，减少传播是首要。

咳嗽吐痰用纸巾，打喷嚏时肘来替。
纸巾可以多处用，公共设施少手碰。
生活用品不共用，关注吃喝拉撒睡。
每个细节都注意，洗漱用具莫忘记。

科学防冠我先行，复工期间讲诚信。
正确操作和消毒，护己护人二不误。
如实汇报各个点，医学观察莫疏漏。
齐心协力战新冠，早日控制还旧貌。

新冠病毒传播力较强，但大家不要过度紧张，更不用恐慌焦虑，牢记阻断传播，认真做好防护和卫生细节，你就是安全的。可能引起传染的细节很多，但只要想想传染源、引起传染源播散的环节有哪些，就可以更好地预防。

总之，要尽可能减少面对面交流，如果外出一定要戴好口罩，注意要紧密贴合在脸上；需要和人接触时，口罩要戴好，至少保持一米的距离。

图 5-9 的佩戴方式都不正确，一定要根据口罩和自己的脸型调整好。

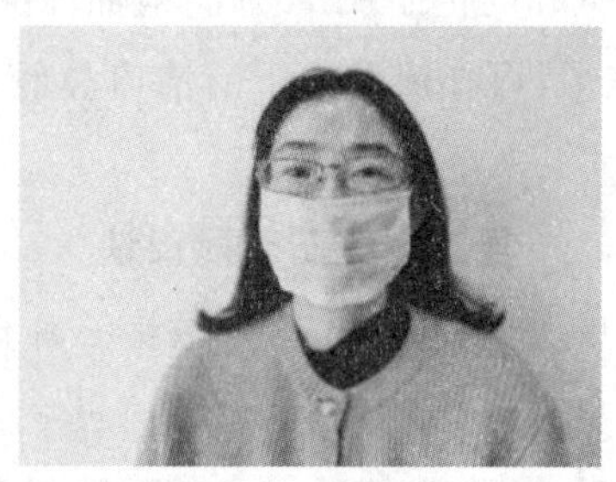

错误：鼻夹在下，两旁未贴合，鼻翼未贴合，口罩外面折叠层朝上

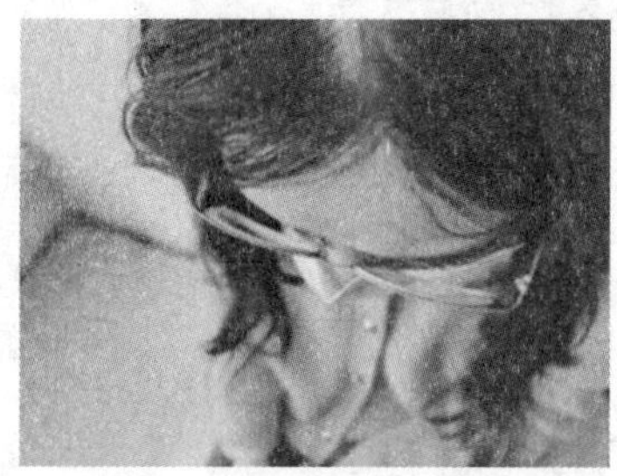

错误：鼻夹处有漏口

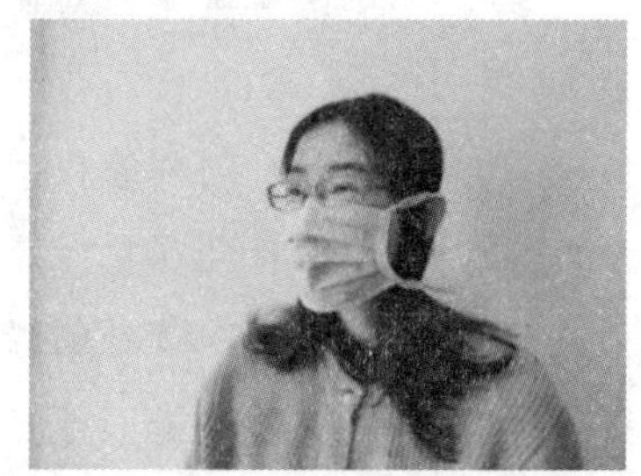

错误：系带未系紧，下巴与脸颊旁未贴合

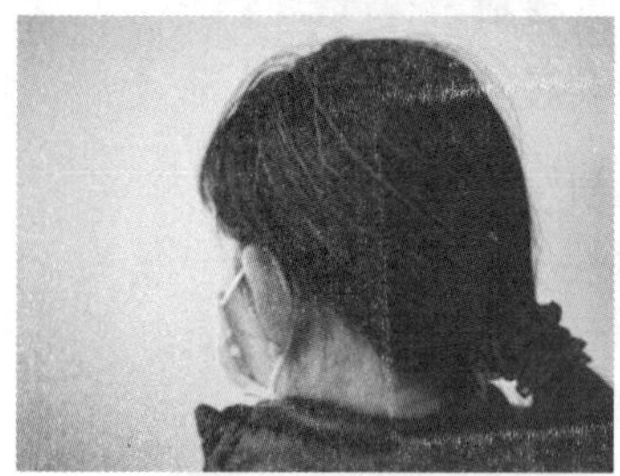

错误：脸颊旁未贴合

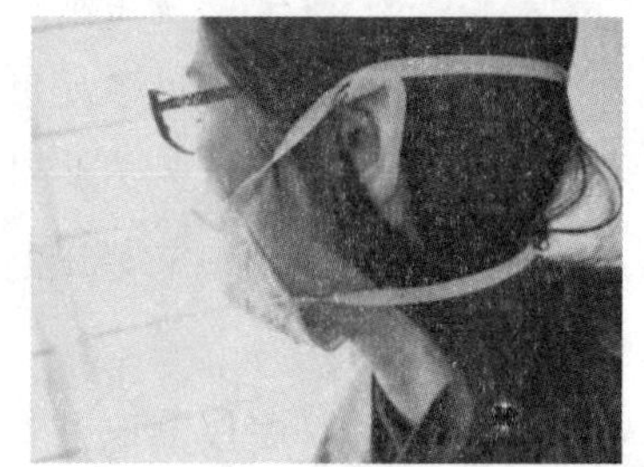

错误：下巴未贴合

图 5-9　几种错误的佩戴口罩示范

医院感染管理科　糜琛蓉

口罩把脸压破怎么办

医护人员因为长时间在隔离病房内工作，佩戴 N95 口罩后，面部形成压痕甚至出现压力皮肤损伤。

为什么戴口罩会把脸压破

N95 口罩的有效隔离在于其完整的气密性，通过橡胶带的压力将口罩扣在面部，面部皮下脂肪多的地方通过系口罩的胶带造成压力扣住面部，在鼻部因鼻骨突起而采用金属压片内衬柔软垫塑型构成完整气密性，即便呼吸运动与说话都可以保证外面空气不易吸入，保证呼吸时与外界微生物和微颗粒的隔绝。

由于口罩胶带和鼻部垫片都具有一定弹性，按说明书佩戴四小时一般不会造成皮肤损害。但前线医护人员佩戴口罩工作往往会超过四小时，这就造成许多照片中看到的面部压痕。早期表现为摘除口罩后局部皮肤凹陷或压痕皮肤充血，但如果同一部位日复一日受压，特别在鼻部、颧部等皮下组织不丰富部位，容易出现皮肤损伤和皮肤破溃，其主要原因是长时间面部固定位置压力导致局部皮肤血运受损，潮湿环境更加剧了这种损害。

如何预防佩戴口罩引起的皮肤损害

（1）佩戴口罩前的注意点：①保持皮肤清洁，佩戴口罩前可以用流动清水或中性洁肤用品轻柔清洁皮肤，然后用流动清水洗干净。②不要用力擦皮肤，应轻轻吸干皮肤，然后使用少量婴儿润肤露等用品。③不建议在佩戴口罩前使用粉底等美容用品，因为粉底霜类美容用品含微小颗粒，容易在受压后造成局部毛孔堵塞，引起局部感染。

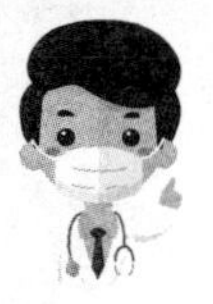

(2) 每日佩戴口罩时认真调整好位置，如果可能的话，每天位置略微变动一点。

(3) 每日工作结束后：①去除口罩后用流动清水洗脸，如果皮肤略有发红，建议可以使用矿泉水或清水敷脸部，温度控制于 20～40 ℃左右，不要过热或过冷。②用润肤用品轻轻按摩面部皮肤，比较推荐婴儿润肤露，这类用品往往比较温和。按摩前手卫生特别重要，一定要修剪好指甲，认真洗手。如果面部压痕短时间消除，也没有发生难以消除的红色压痕，以上处理就足够了。

出现压痕较长时间不消退或出现局部红肿反应怎么办

(1) 如果出现红色压痕超过 10 分钟不能消退，但没有出现红肿等反应时，则在前述清洁面部皮肤环节后，配合一定面部治疗，包括改善局部血运。此时，如果仅表现压痕而表皮完整，可以用多磺酸粘多糖乳膏或低分子肝素钠凝胶等促进改善局部血运的药物按摩，每日在摘下口罩的时间内做三到四次。

(2) 如果已经出现红肿，则在上述处理后，及时应用局部抗感染治疗，防止出现感染加重导致面部皮肤损害。

防治面部皮肤损害的一些要点

因佩戴面罩出现面部损害破溃需要尽早治疗。

(1) 首先应用流动清水清洁伤口，目前大量研究都指出，流动清水清洁伤口与消毒药物清洁伤口去除细菌能力并无差异。

(2) 完成清洁后局部抗感染治疗是较为重要的环节。由于面部常见细菌为革兰氏阳性菌，建议使用莫匹罗星等软膏，该类软膏类药物既可防治面部感染，软膏的保湿作用也能促进皮肤损害愈合。

注意：除非出现病毒暴露风险，一般出现皮肤破损时不建议使用碘伏或酒精等消毒剂，因为该类消毒剂在短时清除局部病原体同时，也会造成局部皮肤细胞损害而导致伤口愈合延迟。因此，应用流动清水清洗后用生理盐水清洁，然后再应用抗菌药物软膏，一般短时间创面就会愈合。

灼伤整形科　张　勤

防护措施诱发皮肤问题该如何处理

新冠肺炎疫情期间，自我防护、居家防护都很重要，但因防护措施引起或加重的皮肤病逐渐增多，有皮肤问题困扰，该怎么办？

减少刺激

接触性皮炎、过敏性皮炎

新冠防护要求公众外出戴口罩、勤洗手、消毒液清洁等，因长时间戴口罩闷热出汗潮湿或反复清洗摩擦，削弱了皮肤屏障。虽然医用口罩最里层为棉质材料，但在潮湿的环境下中层的聚丙烯纤维材料可能会接触到皮肤，触发面部的接触性皮炎、过敏性皮炎。反复接触部位如面部、手部以及喷洒消毒剂接触到的部位出现潮红、红斑、丘疹，甚至水疱、糜烂，有瘙痒、灼热、刺痛等不适症状。极少数对消毒剂中成分严重过敏者，还可能发生突发胸闷、喉头水肿的症状。

处理建议：避免接触致敏原。

（1）减少外出：居家就不需要使用口罩手套了，也减少了洗手、换衣、接触洗衣液等因素，这是最直接杜绝接触这些防护设备和减少刺激的方法。

（2）停用可能诱发过敏症状的消毒剂。

（3）避免直接接触：敏感体质、曾发生过因戴口罩在接触部位出现以上症状的人群，有条件的先更换口罩品牌，在防护口罩内可以内衬干净的纱布或棉质手帕。

皮肤划痕荨麻疹、人工荨麻疹

外来的机械刺激引起皮肤的生理性反应增强，在皮肤上产生风团，搔抓后或在紧束的戴口罩的耳后，口罩边缘摩擦的面颊、下颌等处局部起风团，瘙痒。

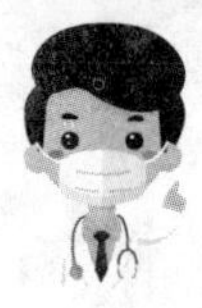

处理建议：

(1) 避免受压：可以选择头戴式口罩，有借助塑料把手把耳挂式改为头戴式方式避免松紧带紧束。

(2) 接触部位皮肤的保护措施：面颊、下颌必须接触部位推荐内衬纱布或棉质手帕，但请检查四周充分贴合。

(3) 口服药物：采取以上措施仍在局部有风团或瘙痒明显，可以口服抗组胺药物。

做好皮肤防护

乏脂性湿疹、冬季瘙痒症

因工作或日常需要，防护时需要经常接触消毒剂，需要高频次洗手或每天洗澡，比如医务工作者，造成身体各处尤其是手部皮肤屏障受损，加之秋冬季干燥的气候使这种损伤雪上加霜，出现皮肤干燥、脱屑，甚至是裂隙、糜烂等，瘙痒明显。

处理建议：

(1) 使用不含皂基的刺激性低、弱酸性或中性的沐浴产品清洁，如宅家无外出或不出汗时，可以仅用清水冲洗，老年人、冬季皮肤特干的人群建议每周 2 次洗浴即可。

(2) 每次洗手或洗澡后立即擦干，3 分钟内涂抹带有修护皮肤屏障功能的保湿润肤剂（如含有甘油、尿素、氨基酸、神经酰胺、亚油酸、透明质酸、牛油果等成分），充分按摩吸收，以发黏不滑的状态为宜。特干的人群可根据需求增加使用次数和量。

(3) 破损糜烂部位，应尽量保持干燥，在涂抹屏障修复剂 20～30 分钟后，局部外用生长因子凝胶或抗生素软膏。

舒缓心情

神经性皮炎、银屑病

长时间闷在家里，难免会有人出现焦虑、紧张、担忧、恐惧、抑郁等各种心理问题，有很多皮肤疾病的发作可能与心理、情绪、神经精神因素有关，比如神经性皮炎、银屑病。

神经性皮炎：临床上最常见部位位于眼睑、颈部、肘部、踝部及腰背部，可单一部位发病即局限性，也可全身泛发即为播散性。症状较轻的患者有阵发性瘙痒，严重时常因剧痒影响日常生活及睡眠，搔抓过度更有继发皮肤感染可能。

银屑病：是一种慢性复发性炎症性皮肤病，病因不明，冬重夏轻，精神紧张、熬夜失眠是银屑病发生和加重的促发因素之一。

处理建议：

（1）神经性皮炎：选用适合剂量和强度的糖皮质激素外用，避免搔抓可以避免加重病情；注意心情的自我调节；痒的时候切记少抓，且可涂抹润肤剂和止痒剂。

（2）银屑病：自我调节心情，保证睡眠；稳定期加强保湿润肤，外用疗法；进展期皮疹增多加重需要请皮肤科专科医生给予指导，采用个性化的治疗。

规律作息，合理饮食

痤疮、毛囊炎或疖病

因为长时间宅家，有些人的生活作息被打乱，因为不用外出社交，一些人放低了维护个人形象和个人卫生的标准，加上戴口罩的刺激、闷热、潮湿、封闭，可能引起细菌感染及相关的皮肤疾病的发生和加重，比如痤疮、毛囊炎、疖病等。

痤疮：俗称“青春痘”，是毛囊皮脂腺单位的一种慢性炎症性皮肤病。主要与皮脂分泌过多、毛囊皮脂腺导管堵塞、细菌感染和炎症反应等因素密切相关。主要好发于青少年，临床表现以好发于面部的粉刺、丘疹、脓疱、结节等多形性皮损为特点。

毛囊炎或疖病：整个毛囊细菌感染发生化脓性炎症。初起为红色丘疹，逐渐演变成丘疹性脓疱，孤立散在，自觉轻度疼痛。病原菌主要是葡萄球菌，不清洁、搔抓及机体抵抗力低下可为本病的诱因。疖是一种化脓性毛囊及毛囊深部周围组织的感染，相邻近的多个毛囊感染、炎症融合形成的叫痈。

处理建议：

（1）痤疮：生活有规律不熬夜，注意基础清洁，饮食清淡，尽量避免甜食、辛辣和油炸食物。减少外出以避免戴口罩使皮肤捂闷病情加重。轻者可以用外用药物如过氧化苯甲酰、壬二酸、阿达帕林等，严重者有囊肿结节需要系统口服抗生素或维甲酸类药物。

（2）毛囊炎或疖病：同样需要注意清洁，换衣，作息有规律。如有皮损，可以

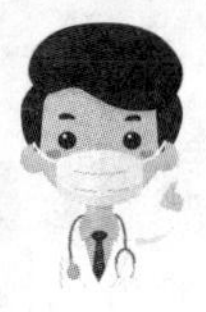

局部涂抹抗生素软膏，如莫匹罗星、夫西地酸等。但如果在臀部、肛周发生多个毛囊炎症融合而成的疖、痈，要谨慎观察，是否为肛周脓肿，应及时专科就诊，以防发展为肛瘘。

特应性皮炎

最近很多妈妈说孩子的特应性皮炎有反复，目前季节尚未到发作的时间但为何孩子的特应性皮炎会加重呢？

特应性皮炎：又称异位性皮炎、遗传过敏性皮炎，是一种具有家族遗传倾向的，常伴有支气管哮喘、过敏性鼻炎的慢性过敏性皮肤病。以多发于婴幼儿、青少年，遗传过敏素质伴皮肤屏障功能障碍（物理屏障、酸碱平衡屏障、微生物屏障、免疫屏障）的因素，表现在面及四肢伸侧，表现为炎性、渗出性、湿疹性、苔藓化皮损。

长时间宅在家，因孩子活动量减少、洗浴不到位、睡眠质量降低、活动单一枯燥、烦躁搔抓，造成以上皮肤的物理屏障、酸碱平衡屏障、微生物屏障逐一受损，最终破坏免疫屏障，使疾病加重。

处理建议：

(1) 合理设计孩子的活动、生活起居，注意调节孩子情绪，保证活动量有利于好的睡眠。

(2) 维持既往的洗浴泡澡习惯，使用不含皂基的刺激性低、弱酸性或有杀菌作用的沐浴产品，浴后坚持每天涂抹保湿润肤剂，推荐含有神经酰胺、弱酸性的润肤剂，有助于修复皮肤屏障。

(3) 孩子接触的衣物被褥、玩具注意清洁、除螨、日晒、勤洗、户内通气，注意饮食筛选，在不影响营养均衡的条件下规避可能的过敏原，如不明过敏原，可去医院检测或制定每日食谱自行寻找。

(4) 打开窗户让太阳直接照射到皮肤，既补钙又有助于睡眠，对有些孩子的皮肤病也有帮助，半小时即可。

(5) 严重者，在皮疹区域外用糖皮质激素药膏，如夜间瘙痒剧烈无法入睡，一定口服抗组胺药物，以减少搔抓，阻断“搔抓—瘙痒加重”的恶性循环，如需加用其他系统口服药请咨询皮肤科专科医生。

皮肤科　李　霞

疫情之年，秋冬季流感预防意义非凡

随着气候逐步转凉，呼吸科门、急诊就诊患者不断增加，在和患者及其亲属的交流中，我们发现部分高危人群对于流感预防接种意识淡漠，不免让人担心。近日，中国疾控中心发布新版流感疫苗接种指南，提示广大老百姓注意秋冬季新冠肺炎疫情与流感等呼吸道传染病叠加流行的风险。

秋冬季容易高发的是呼吸道传染病，低温对于呼吸道病毒传播而言迎来了一年之中最好的时节，无论是新冠病毒还是流感病毒。

新冠肺炎早期症状和流感有诸多相似的表现，两者均为急性呼吸道传染病，临床上多见高热并伴有明显全身症状，例如，乏力、全身肌肉酸痛以及消化道症状等。当病毒一旦累及下呼吸道，早期往往以间质性肺炎为主要表现，病情危重且发展迅速，预后情况不佳。由此可见，流感和新冠肺炎之间的鉴别存在一定困难，可能引发的隔离和社会管理的成本也会很大。与此同时，百姓患流感后去医院就诊也会增加感染新冠的风险。从此角度出发，当疫情之年进入秋冬时节，预防流感对于新冠肺炎疫情的防控也具有重要意义。

接种流感疫苗是预防流感最有效的措施

到秋冬季节，可能还会有一波流感高峰，到时候跟新冠肺炎混在一起，可能造成误诊，继而导致新冠患者和流感患者之间相互传播。而打了流感疫苗，把新冠肺炎跟流感叠加存在的风险降下来，就不会因为合并感染造成病情进一步恶化。

优先推荐流感疫苗接种人群

结合新冠肺炎疫情持续全球流行的背景，中国疾病控制中心指南推荐以下

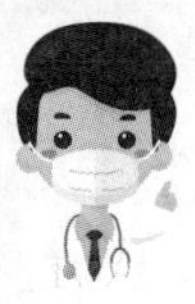

人群为优先接种对象。

(1) 医务人员,如临床救治人员、公共卫生人员、卫生检疫人员等。

(2) 养老机构、长期护理机构、福利院等人群聚集场所脆弱人群及员工。

(3) 重点场所人群,如托幼机构、中小学校的教师和学生、监所机构的在押人员及工作人员等。

(4) 其他流感高风险人群,包括60岁及以上的居家老年人、6月龄～5岁儿童、6月龄以下婴儿的家庭成员和看护人员、孕妇或准备在流感季节怀孕的女性以及慢性病患者。慢性病患者指心血管疾病(单纯高血压除外)、慢性呼吸系统疾病、肝肾功能不全、血液病、神经系统疾病、神经肌肉功能障碍、代谢性疾病(包括糖尿病)等慢性病患者和患有免疫抑制疾病或免疫功能低下者。以上人员患流感后出现重症的风险很高,应优先接种流感疫苗。

2020—2021年度国内批准上市及批签发的流感疫苗种类

我国现已批准上市的流感疫苗有三价灭活流感疫苗(IIV3)、四价灭活流感疫苗(IIV4)和三价减毒活疫苗(LAIV3)。

三价灭活流感疫苗(IIV3)可用于6月龄以上的人群接种,包括0.25 ml和0.5 ml两种剂型;其中,0.25 ml剂型适用于6～35月龄婴幼儿;0.5 ml剂型适用于36月龄以上的人群。

四价灭活流感疫苗(IIV4)可用于36月龄以上的人群接种,包括0.5 ml一种剂型。

三价减毒活疫苗(LAIV3)是我国于2020年新上市的冻干鼻喷流感减毒活疫苗,根据研究发表数据,减毒活疫苗(LAIV)在婴幼儿、学龄儿童的免疫反应较成年人好,具有良好的免疫原性。适用于3～17岁人群,每剂0.2 ml。

流感疫苗接种相关注意事项

需要注意的是,流感疫苗接种前需要对自身情况进行评估,如遇发热或慢性病处于急性发作期则应延迟疫苗接种时间。此外,如正在或近期曾使用过任何其他疫苗或药物,包括非处方药,请接种前告知接种医生。免疫抑制剂(如皮质类激素、细胞毒性药物或放射治疗)的使用可能影响接种后的免疫效果。

流感高峰期都是在秋冬季节，建议需要接种流感疫苗的人在流感高峰前提前接种（比如每年的 9 月份左右）。其次，对于刚接种完流感疫苗的人建议不要进行剧烈的运动，多喝水、多注意休息，以免因感染导致身体出现不适。

最后，为了安然度过这个疫情之年的秋冬季，最重要的是继续听张文宏教授的话：流感疫苗提前打好，出门在外口罩戴好，文明礼仪处处做好。忍不住提醒一句：感冒后如果三天内觉得自己的症状无好转，及时就医永远是最佳选择。

呼吸与危重症医学科　周剑平

第六篇　居家消毒须知

医用消毒剂大盘点

新型冠状病毒肺炎蔓延期，医疗机构作为特殊场所，必须采取有效的措施进行常规消毒和终末消毒，才能切断病毒的传播途径，进而杜绝院内感染。

根据 2020 年 2 月 5 日国家卫健委发布的《新型冠状病毒感染的肺炎诊疗方案(试行第五版)》，紫外线、热敏感以及大部分消毒剂可以有效灭活新型冠状病毒，但氯已定不能有效灭活该病毒，应避免使用含有氯已定的手消毒剂。那么医疗机构可选用的消毒剂到底有哪些呢？

含氯消毒剂

含氯消毒剂是指溶于水后能够产生次氯酸的消毒剂，其有效成分为有效氯。理论上认为，有效氯浓度越高，消毒能力越强，因次氯酸钠易通过细胞膜进入菌体内，氧化菌体蛋白，进而有效杀灭细菌、真菌、病毒、阿米巴包囊和藻类等微生物及原虫，具有广谱杀灭作用。

含氯消毒剂分为无机氯化合物和有机氯化合物两大类。无机氯化合物起效快，但稳定性较差，以次氯酸盐为主要成分，包括漂白粉、漂白粉精、次氯酸钠(84 消毒液、利康牌清洗消毒液)等。

有机氯化合物起效慢，但稳定性相对较好，以氯胺为主要成分，包括二氯异氰尿酸钠消毒片(如海格速利 II 型含氯消毒片、爱尔施牌消毒片、万福金安消毒片等)，三氯异氰尿酸钠消毒片(如朗索三氯异氰尿酸片、绿三角消毒片等)。

含氯消毒剂需根据被消毒物品的种类来配制适宜的浓度，主要用于医院墙壁、地面、诊疗设备表面、病床、餐具、患者衣物和被褥、患者排泄物、呕吐物和分泌物等污染物的消毒。以绿三角消毒片为例，其有效氯含量为 480～530 mg/L，配制前应佩戴口罩和手套，做好个人防护。配制时必须先放水后放消毒片，溶解后再进行搅拌。配制后需监测有效氯含量，确保其杀菌的效果，详见表 6-1。

表 6-1 常用含氯消毒液的浓度、配制和使用方法

配制浓度（mg/L）	加水量（L）	加消毒片数（片）	使用方法
2 000	3	12	病原体污染物需采用喷洒、浸泡、擦拭等方式消毒 60 min
1 000	3	6	医疗机构墙壁、地面、诊疗设备、床、门把手等需喷洒或擦拭 30 min 以上
500	3	3	一般环境物体表面擦洗或浸泡 20 min

注意事项：

（1）具有腐蚀性和漂白脱色损伤作用。

（2）高浓度时对皮肤和黏膜有刺激性，且有氨臭味。

（3）尽量现配现用，还需每天监测有效氯的含量。

（4）含氯消毒剂严禁与其他消毒或清洁产品混合使用。如 84 消毒液与洁厕灵混合会产生有毒气体，刺激呼吸系统引发中毒。84 消毒液与酒精合用，消毒效果会减弱甚至可能会产生剧毒气体氯气，吸入人体后会损伤呼吸道及肺部，严重者甚至导致心脏骤停。

戊二醛

戊二醛消毒剂（如立能牌戊二醛消毒液）是一种新型、高效、低毒的消毒剂，主要通过醛基来杀灭微生物。适用于医疗器械和耐湿、忌热的精密仪器（如内窥镜）的灭菌，其有效灭菌浓度一般≥2%，立能牌戊二醛消毒液的戊二醛含量为 2.10%～2.60%（W/V）。使用方法详见表 6-2。

表 6-2 立能牌戊二醛消毒液使用方法

消毒对象	作用浓度	消毒时间	消毒方法	完整的消毒流程
内镜高水平消毒	原液	10 min	冲洗/浸泡	酶洗 3 min,漂洗 2 min,戊二醛消毒,无菌水清洗 3 min
其他医疗器械高水平消毒	原液	1 h	冲洗/浸泡	注:新启用的医疗器械需先去除油污和保护膜
医疗器械灭菌	原液	10 h	冲洗/浸泡	

注意事项:

(1) 多数医疗器械不宜被长时间浸泡,达到作用时间后需及时取出。

(2) 对不锈钢无腐蚀性,对碳钢、铜有中度腐蚀性,对铝有轻度腐蚀作用。

(3) 对皮肤黏膜有刺激性,对人体有毒,对眼睛有损伤,配制或使用时要做好个人防护。

(4) 不得用于注射针头、手术缝合线及其他棉线类物品的消毒,不得用于室内空气、物体表面、手、皮肤黏膜的消毒。

(5) 至少每周应监测浓度 1 次,每 2 周更换消毒液 1 次,每月进行生物监测 1 次。

过氧乙酸

过氧乙酸消毒剂是一种强氧化剂,属于高效消毒剂,要求原液浓度为 16%~20%。适用于耐腐蚀医疗器械、可复用透析器、血液透析器的灭菌。

注意事项:

(1) 过氧乙酸会分解为乙酸和氧气,与还原剂和有机物等接触后会发生剧烈反应,因而有燃烧爆炸的风险。应储存于阴凉、干燥、通风处,远离火种、热源,避免阳光直射。

(2) 需严格按照使用说明书进行稀释,且稀释及使用时必须佩戴橡胶手套,轻拿轻放,避免剧烈摇晃,防止溅入眼睛、皮肤、衣服等。如发生溅入应立即用清水或生理盐水连续冲洗,并迅速送医治疗。

(3) 对金属有腐蚀性,因此不能用于金属物品的消毒。

酒精

75%酒精属于中效消毒剂，通过使菌体的蛋白脱水、凝固变性并干扰微生物酶系统而达到消毒的目的。75%酒精可用于手部、手机、遥控器、键盘、方向盘、钥匙等小物品的消毒，但不可喷洒用于空气消毒或者擦拭地面！因为酒精易挥发且易燃，当空气中的酒精含量达到3.3%以上时，遇火源就会爆炸，因而存在安全隐患。

谣言：酒精浓度越高，消毒效果就越好！95%（高浓度）酒精在渗透进入微生物前，迅速导致微生物表面的蛋白变性，凝固形成一层保护壳，进而阻碍酒精的进一步渗入，其内部有效浓度反而会降低，消毒效果不佳。事实上，60%～80%浓度的酒精渗透作用最好，可以渗透进入病原体体内，故临床一般采用75%浓度进行消毒。

每100 ml 95%的酒精加入26.67 ml蒸馏水或纯净水即可配制成75%酒精。简单易操作、粗略的配制方法则是：每2个矿泉水瓶体积的95%酒精加入半矿泉水瓶体积的纯净水就可以了。

注意事项：

（1）使用酒精时应远离火源，且避免在密闭空间内大量喷洒。

（2）虽然75%乙醇可以杀灭新型冠状病毒，但饮酒并不能预防新型冠状病毒的感染。

（3）75%乙醇需使用医用酒精进行配制，严禁使用白酒自行配制。

碘类消毒液

碘类消毒液属于中效消毒剂，临床常用的是聚维酮碘和碘伏，主要用于皮肤黏膜的消毒。

值得高兴的是，碘伏可用于新型冠状病毒肺炎防控一线医务人员的护目镜消毒。事实上，由于环境温度差和佩戴者的体温差，护目镜特别容易起雾，此时可以使用碘伏进行涂抹，因为碘伏中的表面离子碘会转变成分子碘，发挥氧化作用，在护目镜上形成保护膜，从而解决了起雾的问题，见图6-1。

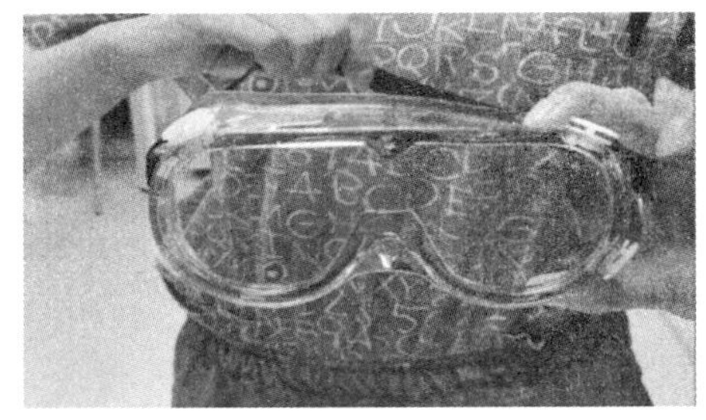

图6-1 护目镜

注意事项:此类消毒液含碘,故对于碘过敏者禁用。

过氧化氢(双氧水)

过氧化氢属于强氧化剂,常用消毒浓度为3%,主要用于外科伤口清洗消毒、口腔含漱及空气消毒等。

注意事项:

(1) 过氧化氢不稳定,遇光、热易分解或者变质,所以需临用前配制且须检测有效成分的含量。

(2) 高浓度时具有强腐蚀性和漂白脱色作用。

当皮肤、黏膜一旦被污染,该如何消毒处理呢? 当皮肤被污染时,应立即清除污染物,并用0.5%碘伏或过氧化氢消毒液擦拭消毒至少3 min以上,再用清水清洗干净。黏膜被污染时,应用大量生理盐水冲洗或碘伏消毒。

苯扎溴铵溶液

苯扎溴铵(新洁尔灭)为阳离子表面活性剂,广谱杀菌剂,主要用于皮肤、黏膜和小面积伤口的消毒,但不能用于医疗器械的灭菌处理。医院常用的为5%浓度的原液。外用前须稀释,即配即用。皮肤消毒使用0.1%浓度(即将1 ml 5%苯扎溴铵溶液加入到50 ml纯化水中进行稀释),创面黏膜消毒用0.01%浓度(即将1 ml 5%苯扎溴铵溶液加入到500 ml纯化水中进行稀释)。

注意事项:

(1) 不得用塑料或铝制容器贮存。

(2) 不得与肥皂或其他合成洗涤剂合用,局部消毒时禁与碘酊、高锰酸钾、过氧化氢溶液、磺胺粉等合用。

(3) 低温时可能出现浑浊或者沉淀,可置于温水中,轻轻振摇溶解后方可使用。

洗手液

洁芙柔免洗手消毒凝胶

该洗手液以乙醇和正丙醇为主要有效成分,乙醇含量为54%～66%(V/V),正丙醇含量为9%～11%(V/V),适用于常规手用和外科手用消毒。

百能免洗手消毒液Ⅱ型

该洗手液有效成分为过氧化氢，含量为1.08～1.32 g/L，乙醇含量为72%～88%(V/V)，适用于常规手用和外科手用消毒。

含有氯己定的洗手液

常用的含氯已定的洗手液有爱护佳外科手消毒液、Petel葡泰4%葡萄糖洗必泰外科洗手消毒液等。

如前所述，因新型冠状病毒不能被氯已定杀灭，所以这些洗手液不推荐用于抗击新型冠状病毒肺炎的一线医护人员或者有接触风险的人员。提醒：医护人员可选用有效的含醇速干手消毒剂或过氧化氢消毒剂进行手部消毒，以保持手卫生。

药剂科 李 慧 石浩强

居家时，清洁消毒怎么做

新冠病毒传染力较强，前文已交代过“如何把新型冠状病毒挡在家门外”，那么，居家时清洁消毒该怎么做呢？

认识消毒剂

常见的消毒手段包括两大“家族”：物理消毒（紫外线、高温、电子辐射等）、化学消毒（消毒剂等）。

物理消毒家庭使用并不广泛，常用化学消毒剂则有八个种类：醇类、酚类、醛类、含氯消毒剂、含碘消毒剂、过氧化物消毒剂、季胺类、胍类消毒剂。

我们常用的75%酒精、84消毒液、滴露/威露士等皆属于化学消毒剂。消毒剂可以将病原微生物消灭于人体之外，达到控制传染病的目的。

冠状病毒是一类具有包膜的RNA病毒，当包膜被消毒剂破坏后，RNA非常容易被降解，从而使病毒失活。由于有这个包膜，冠状病毒对脂溶性溶剂和消毒剂敏感。因此，消毒剂对于预防冠状病毒有效。

毫不夸张地说，口罩、清洁消毒都是我们健康的守护者！

家中的清洁消毒怎么做

目前杀灭新冠的方法已经明确——56 ℃下30 min、75%乙醇、84消毒液、紫外线等。那么，日常在家中如何操作？

（1）擦灰用湿毛巾。因为灰尘上附着有致病菌，干毛巾擦灰很容易扬尘，湿毛巾可以减尘。

（2）如果家里有高危人群或普通感冒的人，记得多开窗，让空气自然换气，稀释家里空气中可能有害的病原体。这时候，空气净化器也不要经常使用，用之前要清洗一下过滤网，因为滤网里会聚集病菌。

(3) 洗脸毛巾一人一巾，固定地方晾干，相互之间不碰到。定期煮沸，减少湿毛巾上细菌的定植。当有家人感冒的时候，这些人的毛巾要每日定点晾在阳台上晒干。

(4) 餐具(碗、筷子、勺子等)勤消毒，可以水烧开后放置 30 min，也可以微波炉高火 2 min 后放置 30 min，烤箱 60 ℃以上 30 min。临床实验发现，消毒时间与消毒方式同样重要，二者均需达标。有餐具消毒柜那更方便了，按使用说明操作就可以了。如果有高危人群或普通感冒的人，这些人的餐具要先消毒再清洗。

(5) 门把手、微波炉手柄、煤气开关等手经常接触的地方，可以用皂液清洗或消毒液消毒。当然，严格执行进门洗手，这些部位就会相对干净了，可以相应减少清洁的频率。

(6) 在家里打喷嚏、咳嗽的时候更需要注意咳嗽礼仪，使用餐巾纸包住口鼻。如果来不及拿餐巾纸，用手肘遮挡口鼻，之后认真洗手；冲马桶时，先盖上盖子，以减少冲马桶时产生的气溶胶。

新冠病毒传播力较强，但大家不要过度紧张，要明白阻断传播是最重要的。引起感染的细节千千万，想想感染源以及引起感染源散播的环节有哪些，就可以更好地预防。

医院感染管理科　糜琛蓉

在家大扫除，这类人使用消毒剂要格外注意

不少人在家大扫除时，厨房、卫生间都用了消毒剂。结果，有的人就因此哮喘发作了！消毒剂可能成为哮喘的诱发因素！

哮喘的潜在诱发因素

哮喘患者多属于过敏体质，当接触环境中的过敏原时，便会引发哮喘症状，表现为呼吸困难、喘息、咳嗽等。

哮喘患者的气道与常人不同，处于“高度敏感”的状态，一些对普通人来说习以为常的事物，比如尘螨、花粉、冷空气、汽油味和消毒用化学品等，一旦哮喘患者接触到，常会引起呼吸道的极大反应，引起支气管收缩、痉挛，这在医学上有个专业名词，叫作“气道高反应性”。

因此，常年哮喘的患者往往对尘螨、粉尘、冷空气格外重视，加以避免可有效防止哮喘的发作。可是，对日常消毒剂带来的风险却容易忽略。

在疫情期间，不管是外出还是回家，哮喘患者接触到消毒剂的概率大大增加。消毒剂因其化学性和异常气味有刺激性，尤其对呼吸道刺激性较强，当哮喘患者受到异味和化学性刺激，特别是浓度较高、喷洒过于密集时，容易出现支气管痉挛，诱发哮喘发作。而劳动节，全家上下一起大扫除，消毒剂的使用也诱发了不少哮喘病发作。

哮喘患者怎么办

那么疫情期间哮喘患者如何进行清洁和消毒呢？

别急，方法还是有的。首先，尽量减少进入公共场所的次数。若必须进入，

需佩戴好口罩，降低直接吸入消毒剂的可能性。

其次，消毒不够，通风来凑。家中清洁尽量选择通风消毒，床品衣物勤洗勤换。若必须使用消毒剂消毒，应该避免使用喷雾类的清洁产品。并且在使用过程中做好保护措施，避免直接和呼吸道接触，使用后开窗通风。

有研究证据表明：清洁喷雾剂的使用频率越高，哮喘新发比率越高；而非喷雾形式的清洁产品如洗手液、洗衣粉等与哮喘新发没有明显的关联。

最后，密切注意自己是否对某种消毒剂敏感，若有，可尝试更换其他类别消毒剂。一旦诱发哮喘，要尽快脱离诱发环境，及时应用哮喘缓解药物。

家中有婴幼儿该如何使用消毒剂

家中有婴幼儿，是不是应该更注意消毒？话不能这么说，这时使用消毒剂更需谨慎。

有证据证明，早期频繁使用清洁产品可能会增加婴幼儿喘息和哮喘的发生。

因此，对于哮喘易感人群，即家族中有哮喘病史或有过敏体质的孩童，要尽量避免过多过频繁的接触清洁剂以及其他易引发哮喘的环境因素（潮湿环境、宠物、毛绒玩具、被动吸烟等）。

呼吸与危重症科　彭　博　汤　葳

第七篇　特殊人群的防护

新冠肺炎疫情下，复杂慢病、孕妇儿童到底该如何防护

血液科、肿瘤科、肾脏科等复杂慢病患者，以及孕产妇、儿童等自身免疫力本就不高的群体，该如何应对新冠肺炎疫情？

血液肿瘤患者注意事项

(1) 侵袭性淋巴瘤(弥漫大B细胞淋巴瘤)常规的免疫化疗治疗时，要积极和主诊医生联系按时完成治疗，不可耽误治疗，以防疾病进展或复发。

(2) 惰性淋巴瘤如滤泡淋巴瘤的维持治疗可以适当延期1～2个月。

(3) 白血病患者中性粒细胞低于0.5×109/L时，应尽快至专科医院进行治疗。

(4) 接受完治疗后在家观察，通过电话、微信、视频等与医生联系，进行后续指导。

(5) 重点疫区患者，为避免感染新冠病毒，建议与医生联系，并在医生指导下，在家可使用其他口服类药物。

(6) 常用医用酒精擦拭家中家具及用具，饮食注意软食。

肿瘤患者特殊注意事项

由于肿瘤患者免疫力往往低于常人，尤其是正在接受放化疗等抗肿瘤治疗者，一旦被病毒感染，恢复的能力也低于常人。但是，肿瘤治疗有很多特殊性，不能因为过度恐慌而耽误了肿瘤的治疗，也不能因为盲目自信而轻视肺炎的防护。在抗击新型冠状病毒肺炎期间，为规避风险。提醒患者及家人做到以下几点：

化疗患者注意事项

(1) 定期化疗时间已到，患者体力状态良好，由医师充分评估化疗风险后给予治疗。

(2) 对外地患者而言，建议在当地完成化疗，避免长途旅行，尤其是乘坐高铁等公共交通工具。

(3) 对年老体弱，多次化疗后体力状态较差者，建议适度延后化疗时间。

(4) 住院患者一定要戴口罩，陪护人员也请全程戴好口罩。

(5) 对有静脉港、PICC 导管的患者，建议按时维护，可在就近医院完成，或在预约静脉通路护理门诊后，按时维护。

放疗患者注意事项

(1) 根治性手术术后辅助放疗的患者可以适当延期，不影响疗效。

(2) 复发风险较高，如未经过手术或不能手术的、需要根治性放疗的患者，需要及时治疗，若错过最佳时机后会影响疗效。

(3) 经过手术或化疗后评估有局部残留的肿瘤，需要及时治疗。

(4) 复发或转移的肿瘤患者，需要及时治疗。

复杂肾病患者特殊注意事项

肾脏病患者大多需要长期服药及定期随访，这是延缓疾病进展的关键举措，在非常时期建议：病情稳定的患者可采取线上方式和医生进行病情沟通，如必须进行线下交流，建议提前做好门诊预约安排，部分病情稳定的择期治疗患者可适当推迟住院治疗。

维持性血液透析患者的注意事项

(1) 维持性血液透析患者因病情需要，必须每周 2～3 次来到医院进行治疗。

(2) 尿毒症患者本身就是免疫力低下人群，容易受到病毒的攻击。除了无法避免的外出，建议以居家为主，勤洗手通风。

(3) 进入透析中心后，患者及陪同家属须佩戴口罩。

(4) 在透析过程中需要全程佩戴医用口罩，并且尽量避免进食。

(5) 透析治疗根据病情选择适当的隔离方案治疗。

孕产妇特殊注意事项

在特殊时期，部分产前检查是必需并且要在规定时间内完成的，如胎儿唐氏筛查、大畸形筛查等，建议不要错过预约的检查时间。若无严重合并症、并发症的孕妇，可视情况延长产检间隔时间。若孕妇目前仍在外省市，可在当地医院继续产检，避免跨省奔波和途中风险，待疫情控制后再返回上海。

特殊孕妇在家如何自我监测和管理

(1) 每日自测胎动、合理膳食、适量补充复合维生素。

(2) 如有高血压病史，需每日自行监测血压，如有血压高于 140/90mmHg，或有头痛、视物模糊、严重水肿、尿量减少等症状请及时就诊。

(3) 如有糖尿病病史，请自行监测血糖，如有血糖异常波动，建议及时就诊。

(4) 有高龄、肥胖等高危因素的孕妇，建议加强饮食控制管理。

(5) 居家过程中仍需适度活动，请保持室内通风。

(6) 减少家中亲属探视次数及时间。

孕妇如出现腹痛、见红、破水等临产症状，或者有胎动异常情况，请及时来院。

儿童特殊注意事项

家长如何帮助儿童防护

(1) 儿童确需外出的要正确佩戴口罩，不要随意碰触公共区域的物体表面等，做好防护措施。

(2) 家长自身应尽量避免去人群密集的公共场所，外出规范佩戴口罩；室外归来需洗手更衣后再接触儿童。

(3) 加强居室通风，做好室内消毒，创造清洁生活环境。

(4) 教会儿童正确洗手方法，督促儿童勤洗手、不乱摸，适度运动，合理膳食，充足睡眠。

孩子与疑似患者接触了怎么办

(1) 家长做到不隐瞒，不要因为害怕而选择逃避。

(2) 主动在家隔离观察 14 天，无症状可以解除隔离，但尽量不要外出。

（3）儿童病情变化快，一旦有症状需立即至专科医院发热门诊就诊。

提醒各位家长：做好日常防护的同时，防范小孩出现一些常见病，如鼻炎、咽炎、扁桃体炎、普通感冒、便秘、腹痛、腹泻等，减少去医院就诊机会，减少交叉感染的风险！家长们要先调整好自己的心态，不必过于担忧，避免将紧张的情绪传递给小孩，造成他们的心理负担。大人和小孩正常安排生活作息，轻松面对，共渡难关。

瑞金医院各科专家

新冠肺炎疫情时期的产检,“去”还是“不去”

医院是医护人员、患者及家属等人群聚集的公共场所,许多准妈妈会担心有感染风险。孕期的常规产前检查是否要去做呢?哪些必须要去做呢?

什么时候应该去产检

早孕期

孕周小于14周,若无特殊不适,尽量在家休息观察,避免去人群密集区域,少量出血不要惊慌,自行动态观察,如出血进行性增多伴腹痛,做好自身防护,至附近医院就诊。

关键检查:孕11周至孕13周+6天为检测颈项透明层的重要超声检查时间,可在该孕周时间范围内安排产检时间,并做好自身防护。如进行无创DNA检测,可在孕13周一同检查。

中孕期(孕14～28周)

关键检查:唐氏筛查可于孕16～18周进行防护后产检,孕20～24周是大排畸B超时间,孕24～28周是糖耐量检查时间。若孕期产检无特殊情况,可以酌情延长常规产检的时间,如孕24～28周的产检,可选择推迟到孕28周产检。

晚孕期(28周后)

孕晚期自行数胎动,如果胎动正常,无特殊不适,可适量减少胎心监护次数。孕满36周,胎动正常,无任何妊娠合并症或并发症的孕妈妈,可以酌情顺延产检时间;孕满36周,有妊娠合并症或并发症的孕妈妈,做好自身防护后,按时完成产检。

关键检查:孕37～38周做B超(脐动脉)、胎心监护,此次检查较为重要,应做好防护安排时间产检。

哪些异常需要来院就诊

出现以下情况，建议准妈妈在防护充足的情况下立即来医院就诊。

(1) 阴道流水、阴道出血，腹痛等。

(2) 胎动过多或过少。

(3) 有妊娠合并症或并发症史，如高血压、糖尿病患者，可在家自我监测血压、血糖等，出现不适时尽快就诊。

(4) 有发热、乏力、干咳症状，可以线上咨询后，有需要再到医院就诊。

产检时孕妇的自身防护

医院仍然属于较高风险的人员密集场所，孕妇前来就诊，自身防护很重要。

(1) 来医院产检时，戴好医疗级别的口罩(医用外科口罩或者更高级别)，尽量减少陪同人员。

(2) 进入门诊候诊区前，配合医务人员进行体温监测，并进行手消毒后，再进入就诊区，陪同人员在外面等候，以减少病毒暴露风险。

(3) 可在线咨询检查结果，以减少在就诊区的等候时间，离开就诊区域，再次进行手卫生消毒。

居家时孕妇如何自我防护

(1) 尽量不出门，早晚室内散步各半小时。

(2) 出门必须戴好医用级别口罩。

(3) 处理完废弃口罩后及时洗手。

(4) 常用物品(手机、钥匙等)定期消毒。

(5) 外出归来的外套脱下放窗口通风。

(6) 勤洗手，注意个人卫生。

(7) 家里开窗通风至少 2 次，每次至少 30 分钟。

(8) 营养均衡，尽量吃熟食。

(9) 规律作息，保持心情平和。

妇产科　杨辰敏

新冠肺炎疫情期间，如何保护家中的宝宝

各年龄段人群对新冠病毒普遍易感，从目前收治的儿童病例情况来看，多数临床表现相对较轻，可无发热或肺炎表现，预后良好，多在1～2周内恢复，部分儿童病例或可进展为下呼吸道感染。但是，潜在的风险不可忽视，做好预防十分重要。

如何预防儿童感染

（1）避免接触传染源：宅在家里就是我们避免接触传染源的最好办法，每天两次开窗通风，每次20～30 min，保持宝宝每天适当的家庭内活动。

（2）切断传播途径：做到出门戴口罩、回家勤洗手就是我们保护自己和家人的最好方法，在洗手前尽量不接触口、鼻、眼，儿童玩具需要定期消毒，如56 ℃加热30 min，用75%酒精或含氯消毒剂和紫外线等。

（3）减少感染暴露机会：尽量避免乘坐公共交通工具、去人群密集或空气流通差的公共场所，不要接触和食用野生动物，避免前往售卖活体动物的市场。

1岁内婴儿要戴口罩吗

1岁以下婴儿由于年龄太小，口罩不能保证紧贴脸部，戴上也没太大作用，而且口罩的防菌性基本和透气性成反比，戴上口罩后，宝宝吸气呼气可能会困难很多，容易引起窒息，所以1岁以下小婴儿尽量以被动防护为主，如非必要，尽量不要外出！看护人外出回家后要更换衣服、洗手后再抱孩子，不要对着宝宝咳嗽、打喷嚏、呼气。

什么情况去医院就诊

鉴于这个阶段很多孩子发烧咳嗽，家长的第一反应是不会是感染新型冠状病毒了吧？需不需要立刻去医院？首先，要先了解孩子有无暴露史及流行病学史，即在发热咳嗽有症状前的14天，有没有到过疾病的流行区，或者有没有接触过有流行病学史或者暴露史的患者，有无聚集性发病或与新冠病毒感染者的接触史，如有接触史，结合发热、乏力、干咳等主要表现，建议去医院由专业医生判断。

如果孩子有暴露史及流行病学史，但患儿并无任何症状，建议主动选择在家隔离观察14天。无症状可解除隔离，但尽量不要外出；如有症状出现，建议及时就医。

医院属于人员密度较高的场所，为避免交叉感染，建议减少来医院次数，如果必须就诊，建议预约就诊，戴好口罩，做好个人防护。

儿内科　张清清

使用哮喘药物会增加新型冠状病毒感染风险吗

新冠肺炎疫情期间，本身就存在免疫紊乱的支气管哮喘患者，往往担心导致新冠肺炎易感；同时哮喘治疗药物据说也可能影响新冠肺炎的发病和诊治，因此很多哮喘患者忧心忡忡，他们主要担心的问题如下。

哮喘治疗药物是否会增加新冠病毒感染风险

哮喘药物会降低机体免疫力？从而导致新冠肺炎易发？有的朋友可能有这样的担心，导致不敢用药了，但是千万别这么做！

哮喘药物治疗分为控制药物（如吸入激素、孟鲁司特等）和缓解药物（沙丁胺醇、特布他林等）。

吸入激素对患者的免疫系统影响较小，其他哮喘治疗药物如孟鲁司特、生物制剂也不会抑制免疫系统，因此不会增加新冠肺炎感染的风险。

实际上，全球哮喘防治创议（GINA）已经有了定论：哮喘患者应遵医嘱坚持使用吸入控制药物，在停用任何治疗哮喘药物之前，一定要首先咨询医护人员。如果哮喘病情出现变化，可在医生指导下调整用药，若症状没有缓解应及时就医。

原因很简单，俗话说“两害相权取其轻”。虽然全身激素可能会抑制患者的免疫力，但停用吸入糖皮质激素可能导致非常危险的哮喘急性发作，重度发作时不使用全身糖皮质激素可能危及生命。

对于需要长期服药的重度哮喘患者而言，骤然停药也是非常危险的，可在医生指导下用最低剂量维持或寻找其他药物替代。

此外，哮喘的最佳控制也是预防新冠肺炎感染的有效措施。哮喘得到控制，就不会频繁急诊就医，减少了暴露的机会，这难道不是减少了得新冠肺炎的概率吗？

哮喘药物会干扰新冠肺炎的治疗吗

部分哮喘患者又不幸感染了新冠肺炎，他们可能会担心，我正在使用的哮喘药物是否会影响我的新冠肺炎的治疗？

哮喘治疗药物主要包括吸入药物和非吸入药物，非吸入药物（全身用药）包括口服、静脉等途径。

吸入药物

哮喘治疗药物大部分为吸入药物，作用于呼吸道局部，与其他药物包括治疗新冠肺炎的药物不存在明显的直接相互作用，因此较少影响新冠肺炎的治疗，需要重点关注的是全身药物。

全身药物

有研究显示，洛匹那韦、利托那韦与全身糖皮质激素同时使用，可能会导致糖皮质激素的血药浓度和药理作用增加，甚至可能出现医源性库欣综合征和严重的肾上腺功能抑制，在利大于弊的情况下可谨慎合用。除了药物相互作用之外，还要关注有些药品合并使用期间，不良反应的增加。

虽然在治疗过程中应谨慎药物相互作用的发生，但是并不意味着对于未感染新冠病毒的普通患者就应该停药或者减少给药剂量，相反，在新冠肺炎流行期间，哮喘患者应坚持使用吸入控制药物。

哮喘的吸入治疗会传播新冠病毒吗

虽然前两个问题，情况都没大家担心的这么严重，不过这次还真不是空穴来风。

哮喘的吸入治疗主要包括干粉吸纳器、定量气雾吸入剂 MDI，以及通过雾化装置的雾化吸入治疗。

疫情期间，由于雾化治疗容易产生气溶胶，增加病毒向医务人员和其他患者传播的风险，因此应尽量避免使用雾化器。成人和儿童急性哮喘发作时，应使用手揿式定量吸入器或储雾罐吸入，必要时还应配有吸嘴或紧密贴合的面罩。

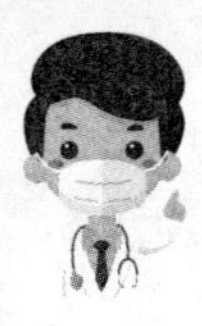

若因病情确实需要雾化治疗，则不能有其他人在同一房间，若有其他人在房间，他们必须带上面罩或其他防护设备，并且雾化吸入前后注意房间的清洁消毒和通风。

总之，在疫情时期，哮喘患者切不可擅自调整药量或停药！应遵医嘱坚持使用吸入控制药物以避免哮喘反复发作。只有这样才能应对好这一特殊时期，达到“长期控制”的目的。

呼吸与危重症科　方　洁　时国朝

新冠肺炎疫情期间查出肺结节需要手术吗

新冠肺炎不仅可能有发热、咳嗽等症状，CT 影像上还可能会表现为磨玻璃影，那么，最近做 CT 检查发现肺部的磨玻璃结节，会不会是新冠肺炎？新冠肺炎的磨玻璃结节和平时体检出来的磨玻璃结节是一回事么？有磨玻璃结节，疫情期间应该去医院看病或随访吗？

什么是肺结节/肺磨玻璃结节

胸部 CT 也是常规体检的一项内容，CT 报告上的"肺小结节/磨玻璃结节"指什么？肺结节是指肺内直径≤3 cm 的圆形或类圆形结节影，其中≤1 cm 者称为肺小结节。而肺磨玻璃结节通常表现为密度轻度增高的云雾状淡薄影/圆形结节，样子像磨砂玻璃一样，所以叫磨玻璃影，可弥漫性散在生长，也可聚集在局部。

形成局灶性肺磨玻璃影的原因很多，若是第一次发现，最常见的情况是良性的炎性病变和增生性病变。如果是炎性病变和肺泡出血，一般过几周或几个月复查会吸收或者变淡。如果是纤维瘢痕灶和增生性病变，一般会持续存在。还有部分磨玻璃结节是早期肺腺癌。

新冠肺炎和早期肺肿瘤如何鉴别

通过以下四方面进行基本判断。

磨玻璃影以前是否存在

新冠肺炎的磨玻璃影如是发病期间初次出现，短期内就会明显进展；早期肺肿瘤一般是 CT 检查时偶然发现，通常进展缓慢，CT 下的形态改变往往需要数月甚至数年的时间。因此，如果磨玻璃影在既往的体检过程中存在且位置相对固定，就不用过分担忧。

有没有伴随症状

新冠肺炎患者多有发热、咳嗽、乏力、肌痛、呼吸困难等临床表现，少部分重症患者可迅速进展为严重呼吸困难，甚至危及生命。而早期肺肿瘤患者大多没有临床症状。因此，若肺结节为体检发现，且没有临床症状，则新冠肺炎可能性较小！

CT 影像如何鉴别

肺肿瘤、新冠肺炎两者的早期 CT 表现有相似，需谨慎鉴别。总的来说，早期肺肿瘤 CT 表现短期内无明显变化；新冠肺炎 CT 影像随病情的发展往往表现为起病期、进展期、高峰期和恢复期，短时间内会有明显变化。

遇到难鉴别的病例怎么办

对于这部分患者，比如单个磨玻璃影的轻症或是无症状的新冠肺炎患者，或是早期肺肿瘤患者合并感染新冠肺炎患者等，需要结合流行病学史、临床表现、血象及核酸检测结果来综合判断，另外需要短期内(4～7 天)复查胸部 CT，监测病情变化。

疫情期间肺结节患者怎么办

疫情期间要安排手术吗

肺结节分为良性结节和恶性结节。研究显示，体检筛查出的肺结节中 96.4%为良性病变，只有不到 4%的肺结节为恶性病变，这部分需格外警惕。

在疫情期间，建议患者咨询胸外科医生，根据专业建议进行治疗安排。小于 2 cm 的混合磨玻璃结节或纯磨玻璃结节通常为早期肺肿瘤，但一般进展缓慢，可酌情暂缓手术；一些实质性结节的浸润性肺肿瘤需要限期对其手术切除，以免造成肿瘤的快速进展；对已经准备手术的患者，应完善的初步筛查，包括体温、相关流行病学史、胸部 CT 和血液检查，排除新冠肺炎感染后再进行相应的手术治疗。

术后发热、胸闷、咳嗽要紧吗

肺结节术后，许多患者会出现发热、胸闷气促、咳嗽等症状，一般情况下，都是正常反应，无须过度联想。医生也会谨慎对待，认真鉴别筛查，比如术后发热患者可能有白细胞不升高、淋巴细胞降低、抗生素治疗无效的情况，此时医生要警惕并及时排除新冠肺炎感染。

术后患者居家康复锻炼怎么安排

肺结节术后住院期间，康复科医生会帮助患者进行专业训练，以促进恢复。出院后，居家康复锻炼也十分重要。

对于刚出院 1～2 周的患者：建议以恢复术前规律的生活状态为主，体力锻炼方面从短距离散步开始，每日逐步增加运动量，注意避免劳累。

对于出院 1～2 周以上的患者：如果年轻、体质较好，可以逐渐恢复工作；如果是中老年、体力较差的患者，需要长期锻炼以恢复运动能力，并辅以“特殊肺康复锻炼”。

胸外科　张亚杰　李鹤成

非常时期，肾炎、血透患者应该何时去医院

慢性肾脏病患者在这段非常时期，应该如何预防新型冠状病毒肺炎呢？

一般措施

部分慢性肾脏病患者因病情需要长期服用糖皮质激素、免疫抑制剂等，属于抵抗力低下人群，是新型冠状病毒易感对象。

新型冠状病毒肺炎目前并没有特异的治疗方法，预防与隔离是防止疾病进一步扩散的最有效途径。建议患者尽量避免前往人群密集场所，在公共场所一定要佩戴口罩。其次要注意手卫生，勤洗手；合理饮食，戒烟戒酒，多饮水；适量运动，避免疲劳，保证充足睡眠。住处和工作环境注意保持多通风。如出现持续发热、咳嗽、呼吸困难等症状，注意及时就医。

肾病患者如何预防新冠肺炎

肾脏病患者大多需要长期服药及定期随访，这是延缓疾病进展的关键举措。但是在非常时期，进行随访也需要注意方式方法。

病情稳定的患者可采取线上方式和医生进行病情沟通。如必须进行线下交流，建议提前做好预约安排（可在官方网站或医院 app 上进行预约），就诊时注意做好个人防护，佩戴好口罩，并主动配合进行体温测量，如实提供近期外出史、接触史等。就诊结束返家后注意洗手。

还有部分肾脏病患者需要定期住院接受治疗。为了保护自己和其他患者，建议住院患者详细提供近 2 周的个人行程，有无发热、咳嗽及接触史等。存在上述情况应立即至发热门诊排查，排除以上情况者可收住院。

住院期间严禁私自离开医院。同时，医护人员会对住院患者探视和陪护人员数量进行限制，定时定人探视并正确佩戴口罩。部分病情稳定的择期治疗患者可适当推迟住院治疗。

维持性血液透析患者的注意事项

维持性血液透析患者因病情需要，必须每周2～3次来到医院进行治疗。而尿毒症患者本身就是免疫力低下人群，容易受到病毒的攻击。除了无法避免的外出，建议以居家为主，勤洗手通风。进入透析中心后，患者及陪同家属须佩戴口罩，在候诊厅门口接受专业人员进行体温筛查和流行病学接触史询问。在透析过程中需要全程佩戴医用口罩，并且尽量避免进食。

出现发热、干咳、呼吸困难等可疑症状时，及时到发热门诊进行排查。

肾脏内科　高琛妮　陈晓农

慢性心脏病患者如何应对新型冠状病毒

在抗击新冠的特殊时期，慢性心脏病患者做好严格的个人防护，防止感染新冠肺炎，同时保养好身体，避免心脏疾病的加重甚至恶化，就是对这场抗疫战的最大贡献。那么，与健康人群相比，慢性心脏病患者有什么特殊之处？应如何更好地保护自己呢？

疫情当前，慢性心脏病患者有何特殊

根据中国疾控中心发布的《新型冠状病毒感染的肺炎慢性病患者预防临时指南》，与普通人群相比，慢性病患者感染新型冠状病毒以后，病情进展相对更快，严重程度更高，死亡风险更大。

慢性心脏病患者也属于此类人群。常见的慢性心血管疾病患者，如冠心病、高血压、房颤、心力衰竭等，本身就面临急性期和长期的心血管事件再发高风险，往往免疫功能下降，抵抗力差；同时，慢性心脏病患者往往有肺部的异常，如肺动脉高压、肺的渗出或水肿，甚至肺部炎症。因而，与普通人群相比更易感染。

所以，心血管疾病患者除了积极管理好原有疾病，按照医嘱及时正规服药，防止病情加重外，更应做好居家防护，尽量不去人群聚集的场所，注意休息，加强营养，增强抵抗力。另一方面，也不必过分焦虑，要保持良好的心态和愉快的心情，适当活动和锻炼。相信疫情终会被战胜。

胸闷、气急、咳嗽，是新冠肺炎吗

心血管疾病患者往往有胸闷、气急等不适，有时会有咳嗽，与新冠肺炎的一些症状相似。但慢性心脏病患者的这些临床表现是由心功能受损引起的，而新冠病毒肺炎的主要症状还是发烧和持续咳嗽，病情比较重的会有胸闷气急。

其实二者之间的区别还是很明显的，首先是有没有去过疫区，或者是否与疫区来的人员及疑似确诊患者有过密切接触；第二是有没有发烧和持续的咳嗽；第三，心脏病引起的胸闷气急往往在活动劳累后出现，休息后多能缓解。最后，可以到医院做血液检查，以及胸部 CT 检查，一般就能确诊。

因此，如果心脏病患者没有出过门或者到过人群密集处、家里也没有发病者和疑似者，千万不要恐慌紧张，可以咨询以前的经治医生，并密切观察。

心血管慢病患者若不适，要去医院吗

首先，需要鉴别胸闷等不适是否是主观感受，长期居家、空气不流通、一直戴口罩，也会引起胸闷感觉。其次是否与以前心脏病发作时的症状相同。冠心病、心绞痛出现的胸闷症状往往和活动相关，劳累后加重，休息后缓解。心衰患者也是劳累后出现气急，休息后缓解。原则上，没有急性发作或者用药休息后能够缓解的患者，不要到医院就诊。既往已进行支架植入或者搭桥的患者应遵医嘱及时进行正规药物治疗，包括抗血小板、降脂、降压等的药物，不要擅自更改治疗方案。

在疫情未完全控制的情况下，医院是交叉感染的危险场所。心血管疾病患者可以委托子女或健康家人前往医院门诊问诊和咨询；也可以求助互联网，关注相关医院是否有远程问诊服务，目前有很多医院或是互联网平台提供线上心血管疾病问诊服务，如微医、好大夫在线等；很多心血管专家及其团队也开设了线上免费咨询。

如果发生严重的心绞痛达半小时以上，而且服用硝酸甘油等不能缓解，则需要前往最近的胸痛中心就诊，目前各大医院的胸痛中心仍处于 24 小时待命状态，可接诊需要进行急性期冠状动脉血运重建的患者，如 PCI（经皮冠状动脉支架植入术）、溶栓治疗等。心衰患者气急症状严重，不能平卧，几天也不能缓解的，也需要去医院。

快没药了，现在不便配，能酌情减量吗

不可以！因为很多药物作用时间仅为数小时，即使是缓释片，也只维持 24 小

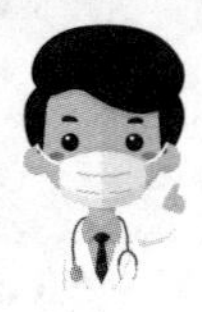

时。擅自减量或延长间隔时间，血液药物浓度就会下降，达不到治疗效果，造成疾病控制不好，引起心脏病急性发作，或者疾病加重。

对于几乎所有的心脑血管疾病，尤其是缺血性心脑血管疾病，比如冠心病、心肌缺血、心绞痛、心肌梗死、支架术后、搭桥术后、脑梗死等情况，都不能随便停药。因为一旦停药，血管狭窄就可能加重，血管狭窄加重，就可能出现新的缺血，甚至诱发心绞痛、心肌梗死、脑梗等问题。

当然，很多药物是心血管疾病患者必备的，如阿司匹林、替格瑞洛或氯吡格雷等抗血小板药物，他汀类降脂药，降压药，抗心衰药物等。疫情期间医院管理严格、限制号源以减少人流，慢性心脏病患者可以请家人到医院代为开药，而且很多医院也出台了很多便民措施，如开设方便门诊、增加处方药量等。患者及家人也可以在正规的互联网平台购买。

怎样在就诊时不被感染

如本人必须前往医院就诊，出门前一定要戴好口罩，最好乘坐私家车，在医院期间尽量远离人群较密集区域（如挂号处、诊室门口等，可由家属代劳），避免与扶梯、电梯等非必要接触，不要用手直接揉眼睛、抠鼻子，在医院如厕前后也要注意清洁双手；回家后应立即丢弃口罩，并认真清洗双手和面部，将外衣挂在通风处。有条件的可以用75％的酒精喷洒从医院带回的物品的表面。

在院内一定要尽量避免经过急诊、发热门诊、留观病房等区域，千万不要因为好奇而特意去以上地点周围逗留。

心脏外科　赵　强

帕金森病患者在新冠肺炎疫情期间如何平安度过

长期伴有帕金森病等慢性基础性疾病的老年人群更易被新冠病毒感染，成为危重患者的概率也更高。

作为帕金森病患者更有双重担忧：既担心自己原本的健康状况，也担心自己是否会被感染。那么，老年帕金森病患者在新冠肺炎疫情期间如何进行疾病的管理？

病情突变，家里蹲还是冒险就医

帕金森病患者需要时刻观察自己的病情。原则上，并不建议帕金森病患者在这种特殊时期去医院就诊，如果觉得非得去医院就诊，应先预约。就诊时做好防护措施。

如果患者本人就诊不方便，也可以委托了解其病情的家属代诊，最好去对自己病情熟悉的医生处就诊，同时可以通过视频与医生“面对面”交流。

除去医院就诊这个选择，还可以采取线上诊疗的方式，避免去医院就诊导致交叉感染的可能性。

居家期间注意事项

（1）减少外出：帕金森病患者多为中老年人，常常合并有高血压、糖尿病、心脏病等慢性病，作为易感高危人群应尽量减少外出，不要前往人群聚集地点，如超市、菜场、商场、棋牌室等。如必须出门，尽量不使用公共交通工具，外出戴好口罩，勤洗手、多消毒。

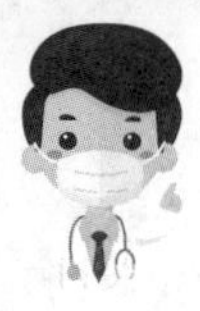

（2）减少照料者数量：在保障患者日常活动的前提下，尽量减少照料者数量，固定一到两人照料，减少亲戚朋友探望。如果请钟点工，要求其进门后洗手消毒，工作时戴口罩。

（3）避免群体活动：有部分帕金森病患者以前定期外出和大家一起跳广场舞、打太极拳等，这个时候就要避免群体活动。但可以坚持做一些居家体育锻炼，可以选择健身操、太极拳等体育活动。

（4）保持良好生活习惯：多喝水，多吃蔬菜水果，加强营养，增加抵抗力和免疫力；开窗通风时，可以做一些吸气呼气训练，增加肺活量，增强肺功能。

“长处方”& 互联网购药平台“双保险”

疫情期间，出门就医、购药都不太方便。那么，如果感觉症状加重了，可以自己增加药量吗？或者，因为药物短缺，可以停药或减量吗？

不能。帕金森病的治疗，规律服药十分重要，患者不要自行增、减、停药物，以免造成疾病恶化，即使是非常时期。要再次强调，切勿自行调整药物。

另外，根据上海市卫计委和上海市医保局相关发文提出，疫情防控期间，医疗机构可以根据患者的实际情况，合理增加单次处方用药量。对老年帕金森等慢性病患者，经诊治医师评估符合要求后，一次处方用药量最多放宽至三个月，保障参保患者长期服药需求。

目前已经有诸多互联网平台开通线上问诊、取药服务，方便患者在疫情期间，居家隔离依然可以购药无忧。需要提醒的是，线上购药平台暂时不能用医保报销，由患者根据自身的需要自费购买。

放松心情，莫慌张

由于帕金森病患者往往合并有焦虑情绪，有些患者在网上看到新冠肺炎严重时会出现胸闷、呼吸困难等症状，当患者出现类似症状时就会很紧张，怀疑自己是否得了新冠肺炎。

要注意的是，部分患者在一剂药物疗效结束时除了出现抖动、僵硬、行走困难等症状加重，还会表现为胸闷、心悸，甚至呼吸困难等症状。此时先不用紧张，注意观察这些症状是否在药效结束时出现，且服用下一次药物后是否明显改善，如果是的话，很大的可能是剂末现象，和帕金森病有关。

如果胸闷、心悸、呼吸困难等症状持续，和药物疗效无关，同时有发热、咳嗽等症状，则需要去当地发热门急诊就诊。

神经内科　杨晓东　肖　勤

第八篇　新冠肺炎疫情期间的心理疏导和营养、康复

新冠肺炎住院患者如何进行心理调适

庚子鼠年的春节注定是难忘的，新冠肺炎的肆虐，给每个人都蒙上了史无前例的阴霾：恐惧、焦虑、愤怒，各种情绪纠结，对于未来疫情不确定的悲观，甚至应激创伤也在上演。确实，面对关乎生命的大事，我们自然会有反应，危机不只影响身体，也必然会带来糟糕的情绪，而反应最大的可能就是被确诊为新冠肺炎的住院患者！

被确诊为新冠肺炎患者需要住院时的反应是什么

当被确诊为新冠肺炎时，患者的第一反应可能是"不可能，不可能，为什么不幸的人是我？"如果家人或亲朋好友有过世的，更是难以接受，甚至崩溃……

在面临重大应激事件时，个体的反应会有以下四个时期：否认期、混杂情绪期、情绪整理和重新连接期、恢复期。否认期，患者会有一种不真实感，希望这一切都不是真的，不知道如何反应，处在一种麻木、淡漠的状态，有的人有崩溃的感觉，这都是机体自动出现的否认和逃避反应，也是一种人体自我保护机制。建议让患者找一个感觉安全有倚靠的地方坐下，深呼吸，慢慢平复，找一个可信赖的朋友或家人打个电话，倾诉一下。平静下来后，接受和配合医护人员进行治疗。否认期之后的各个时期，仍可能会出现各种不良情绪，如对疾病的焦虑恐惧、对他人的愤怒和不满、无助感和绝望感，此时还是要找到自己可以信赖的倾诉对

象，获得更多的安全感。

被确诊为新冠肺炎时会有什么心理表现

情绪方面：得知病情时的震惊和恐惧，之后对病情加重、死亡的恐惧，抑郁，感到对生命的绝望，愤怒，惊恐，也可能会表现为淡漠。

躯体方面：在原有症状的基础上出现更多的症状，更加虚弱，出现发作性心慌、胸闷，有些甚至伴有濒死感，整夜失眠，饮食更进一步减少等。

认知方面：对病情或疾病的否认，觉得生命不公平，记忆力、注意力下降，意识程度下降。

行为方面：对家人更加依赖，变得沉默寡言，甚至开始与家人告别，或者逃避治疗等。

新冠肺炎住院患者怎样进行心理调适

(1) 正确估计处境的现实性。因为“新型冠状病毒肺炎”是一项重性传染病，住院隔离治疗有一段时间远离家人，对此应有足够的心理准备，准备承受孤独。

(2) 积极获取有关疾病与治疗的信息，正确评价自己的病情与估计预后。既不低估病情、满不在乎，也不要盲目夸张，认为一旦患病，必死无疑。事实上有很多新型冠状病毒肺炎患者已经治愈。

(3) 尽量放松情绪、不紧张。负性情绪对人的健康和自身免疫功能是有不良影响的，住院期间抑郁、焦虑、担忧和恐惧等负性情绪会较平时更容易出现和长时间存在，可能的话，通过听音乐、阅读等减轻和缓解负性情绪，因为只有不紧张、不恐慌、不抑郁悲观，才能有信心和耐心来面对自己的疾病。

(4) 学会表达内心的需要与感受。如果家人、朋友有患新冠肺炎过世的，会感到异常震惊悲痛和无助绝望，那就接受自己的不良情绪，把无助、失望、不满等负性情绪及时发泄出来，不要闷在心里，可与病友沟通，交换情绪和看法，彼此获得稳定的情感支持，或主动要求心理医生提供专业辅导。

(5) 根据实际情况，确定具体的、有限的生活目标。如怎样配合医院，尽早消除症状，恢复健康，这是当前最重要的事，而不必过多考虑很多以后的事情，如

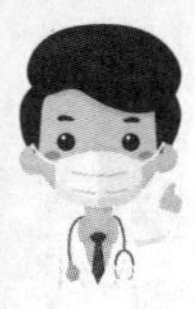

以后的工作、学习安排等。

总之,良好的情绪是免疫力的重要组成部分,想要战胜疾病,“心理战”也是很重要的战场,信任医务人员,积极配合治疗,努力控制负性情绪,促进正性情感,疫情终将过去。

临床心理科　林国珍

在家闷得慌？心理医生教你如何破解

新冠肺炎疫情来势汹汹，不仅危及民众的生命安全，也带来严重的心理冲击。每日大量的疫情信息拨弄着大家敏感的神经，加重了内心的恐慌。

居家防护这一特殊时期的手段也对人产生一系列不同程度的心理影响。面对疫情，出现紧张、担忧是自然而然的事情，是正常的心理变化，但过度的焦虑、抑郁甚至恐慌则会损害心理健康，阻碍应对疫情的积极行为。所以在这场防疫战役中，市民朋友们不要忘记心理防护。

居家防护期间常见的心理或精神问题

焦虑和恐慌

目前绝大部分民众已经认识到新冠肺炎的危害和抗疫的严峻形势，普遍存在焦虑心理。一部分人除了担忧自己和家人被感染，更担忧疫情继续蔓延，常常处于不安中。还有一部分人过分关注疫情的负面消息，紧张、恐慌情绪不断加重，还产生疑病心理，一旦自己或家人出现身体不适，特别是呼吸道相关的症状，便导致紧张担忧加剧。

愤怒

愤怒也是常见的情绪反应。面对疫情，内心的安全感被威胁，很容易觉得无助，从而产生愤怒，从心理学角度看，愤怒是一种心理防御。疫情引发愤怒有多重原因，对疫情暴发的愤怒、对疫情蔓延的无助等，都可以通过愤怒情绪得到发泄。

抑郁

无法出门导致与社会相对隔绝、生活节律被打乱、疫情带来的压力，这些都

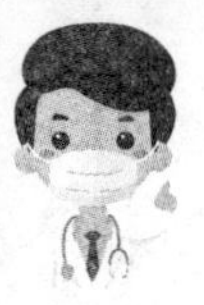

容易让人精神疲劳、萎靡不振，对生活失去兴趣，无法像往常一样体验到生活中的乐趣；如果对疫情持悲观态度，更容易引发消极、无望的情绪，这些都是抑郁的信号。

情绪相关的躯体不适

在疫情期间，身体出现不适症状，可能是生理的原因，也可能来源于心理上。强烈的情绪会导致躯体感受性增加，容易产生种种躯体不适，涉及全身各个系统。常见的躯体不适包括心慌、胸闷、气短、呼吸不畅、气道阻塞感等。头晕头胀、疲倦、食欲下降、血压不稳、月经紊乱，这些躯体不适往往增加疑病的倾向，常引发“是否感染”的恐慌。

认知问题

在应激状况下，人体会调动资源重新分配到心脏、肌肉等重要器官，大脑的血液养分减少，导致注意力不集中，无法专注，判断力、感知能力下降。另外，也可能出现偏执、草木皆兵的心理，“看谁都是携带者”，不信任他人，敌意增加。对他人是否戴口罩、咳嗽等举动异常敏感，易与人产生冲突。

行为问题

对疫情的认识和情绪状态对行为有较大影响。常见的行为问题表现在回避日常生活内容，行为退缩，对家人的依赖增加，生活懒散，活动减少等。还可能出现反复洗手、消毒、测体温等强迫行为，或者不健康的生活方式增多：吸烟、饮酒、熬夜、暴饮暴食等。在恐慌中也容易出现盲目从众行为：抢购、囤积消毒用品、食物、药物等。

盲目乐观

面对困难，适度乐观对保持心理健康有益。但需要警惕盲目乐观：认为自己没去过疫区，没接触过患者，没有感染风险，疫情和自己无关。殊不知麻痹大意，防护不足，有可能导致疫情卷土重来，因此要避免盲目乐观。

居家防护期间心理问题的高危人群

疫情时期，人人自危，在某个时刻或多或少都有心理波动。但以下人群更容易出现心理问题，要格外当心。

(1) 既往有焦虑抑郁、强迫障碍等病史，由于疫情期间的精神紧张、恐慌，病情容易加重，或者复发。

(2) 平素注重身体健康，对健康信息较为关注；或者有疾病恐惧，内心排斥生病、死亡等对健康、生命有威胁的负性健康事件，容易出现过分担忧。

(3) 亲朋好友中有感染者或需要隔离者，近距离感受到感染风险的人。

居家心理防护措施

居家防护期间，保持良好的生活规律、适当运动和娱乐、掌握必要的心理健康维护方法是保证身心稳定的基本条件。

(1) 用正确态度面对居家防护：要认识到居家防护是防疫抗疫的科学手段，也是当前防止疫情蔓延的必要措施。思想上坚信一定能打赢这场疫情阻击战。主动学习疾病知识，了解科学的防护方法，加强自我防护的能力。相信各级政府公布信息的权威性，不信谣、不传谣，要保持对疫情相关信息的判断力，保有一双能识别传言或不实消息的火眼金睛。

(2) 做好个人防护，减少感染风险，增加必要的防护措施：出门戴口罩，减少人群聚集机会，勤洗手，必要的消毒等。减少感染的机会，切断感染的途径，保护自身免于感染。

(3) 适当进行信息管理：多关注正能量、美好的事情，定时关注权威信息，主动隔离负面新闻，防止信息超载。对许多人来说，引发其焦虑的不是信息的缺乏，而是信息过载。某种程度上，不断更新的信息就是焦虑恐慌的导火索。所以适当的信息隔离，是必要的自我保护措施。

(4) 保持适当的社交联络：居家防护使得正常的人际交往无法进行，闭门不出，也容易产生孤独感。所以，要多和亲朋好友通过各种途径保持联系。每天适当的交流，除了可以增加感情，也达到相互鼓励、获得情感支持和关心、增加心理支持的目的。

(5) 保持规律的生活方式：尽管活动范围仅限于家中，我们仍要积极生活。把精力放在当前的日常生活中，努力保持有序的生活方式和规律。带着感恩的心珍惜与家人朝夕相伴的时光，在家中营造轻松和睦、相亲相爱的氛围。有意识安排家人共同参与活动，比如做游戏、打牌、观看电视节目等，不但能消磨时间，还能增加家人间的亲密感。规律、秩序、掌控感是应对焦虑恐慌的有效手段。日

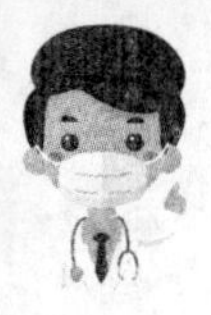

常生活中，尽可能保持原有的生活作息，按时起居、饮食节制、保证睡眠，不过度使用烟酒来排解无聊或不良情绪。

(6) 增加运动和娱乐：每天安排一段时间，做能让自己放松、愉悦的活动，听音乐、写书法、画画、做手工、读书、冥想打坐等，都可以让身心得到抚慰。另外，适度运动和放松练习也能达到愉悦身心的作用。比如家庭健身、瑜伽、健身操、太极、八段锦等都可以尝试。肌肉渐进式放松、腹式呼吸等都是有效的放松、减轻焦虑的方式。

(7) 积极应对心理问题：疫情带来压力、恐慌，甚至会产生心身的创伤。所以，如果产生一定的消极情绪是十分正常的，不必有心理负担，接纳我们的情绪，有助于更好的生活，应对疫情。轻度的情绪困扰可尝试自我调整，但明显的紧张、恐慌，严重影响日常生活者，自我调节往往收效不大，需要专业的心理援助。可拨打各级心理热线，寻求专家远程帮助，必要时到心理门诊面诊。

临床心理科　金海燕

孩子复课了，碰到“开学综合征”怎么办

开学综合征，你家的孩子中招了吗？

超长假期之后，孩子们终于复课了，这让家长们终于松了口气。可“放养模式”的居家学习，如何顺利向紧张的学校生活靠拢呢？

心理科专家提醒家长们：要密切关注孩子开学的状态（如上课打瞌睡、开小差、不想上学等），对部分有“恐惧开学”症状的孩子更不能掉以轻心，应及时给予引导，或寻求专业帮助。

“开学综合征”有哪些表现

在史无前例的超长假期结束之后，网课也随之停止，孩子们终于迎来了久违的开学第一天，很多学生表示非常高兴，但也有部分学生会有一种明显不适应新学期学习生活的非器质性病态表现，心理医生们称之为“开学综合征”。

明显的焦虑紧张

对上学有恐惧感，伴有睡眠问题比如失眠、易醒，或者一些查无原因的躯体不适，比如头晕、恶心、腹痛、尿频、疲倦、食欲不振等。

无精打采，无法进入学习状态

过于“放松”的假期生活、网课生活与上学后“紧张”的学习节奏落差太大，这样一紧一松，缺少缓冲与过渡，作息及生物钟难以适应，心理上也未完全做好投入学习的准备，待假期结束时，想立刻收心回到学习上有困难，从而出现一些不适症状。

如何帮助孩子缓解“开学综合征”

一般来说，开学一两周之后孩子就会逐渐适应学习生活，身心不适的状况都

会逐渐减轻消失。

充分理解

对家长来说，切莫焦急，不要催促孩子强行“入轨”，要充分理解，耐心等待，给孩子自我调整的时间。对于还没有完全收心的孩子，家长也不必太过苛刻，可以给孩子一个调整和缓冲的时间，以免加重孩子的抗拒情绪。

规律作息

规律作息非常重要，晚上学习时间不要太长，可适当早点入睡，按时起居，保证充足的睡眠时间。

多多陪伴

对年纪尚小的孩子来说，自律还有一定的难度，家长应多多陪伴，了解孩子的身体和心理状态，引导和帮助孩子，尽早过渡到学习状态之中。

减少使用电子产品

控制电子产品玩耍时间，超长假期中孩子较为放松，使用电子产品的时间大大增加，甚至有些“成瘾”。对于这种情况，家长要定好原则，督促孩子减少使用，全身心迎接新学期。

其他

对症下药，找到孩子焦虑的原因并解决。比较常见的几种情况有：

(1) 学习不理想，一直以来学业压力大，家长要求高，对学业有畏难情绪。

(2) 对自己要求过高，担心学校中的表现无法达到自己的期望。

(3) 自立能力欠缺，学习生活需要家里人帮助照顾(特别是年纪较小的孩子)。

(4) 孩子较为内向孤僻，和同学的关系不密切，难以融入。

(5) 对少部分孩子还可能存在分离焦虑的问题，与家人分开可导致恐惧和焦虑。

总之，学期之初，需要经过从松懈、无序到紧张、有序的转变过程，家长要多和孩子交流沟通，一起探讨新学期的计划和目标，帮助孩子克服困难，有意识地引导孩子把精力投入到学习中，更重要的是，不能只关注孩子的学习状况，而是要关心孩子的校园生活及所思所想，才能更好地帮助孩子在新学期里进步、成长。

最后，对明显有焦虑恐惧的孩子，无法上学或者到学校有明显身体不适的，需要及时就医，寻求专业人士的帮助。

临床心理科　金海燕

提高全家人的免疫力居然这么简单

我们本身就是生活在一个夹杂各种病原体的环境中，这些病原体（细菌、病毒、真菌）对我们人体一直是虎视眈眈，一抓到机会绝不放过。

但人类经过了漫长的进化，已经具备了一套强大的免疫系统来抵御外敌。

怎样增强免疫力

对于如此复杂且相互联系的免疫系统来说，增强免疫力的方法至今没有绝对的建议。但许多研究人员在探索饮食、运动、年龄和心理等因素对人体免疫反应的影响时发现了一些结果。然而无论如何，健康的生活方式对免疫系统有百利而无一害。

以下行为有助于增强免疫力。

(1) 饮食中保证富含优质蛋白质的食物及新鲜的蔬菜水果。

(2) 注重食品卫生与安全。

(3) 保持健康体重。

(4) 少喝酒，少抽烟。

(5) 保证睡眠，减轻压力。

(6) 避免感染机会，比如勤洗手。

简单地说就是“合理膳食、适量运动、戒烟限酒、心理平衡”。

吃得好

多吃高蛋白的食物，比如鸡蛋、牛奶等。

蛋白质是建造和修复身体的重要原料，人体的生长发育以及受损细胞的修复和更新，都离不开蛋白质。保证蛋白质的摄入才能让身体有“力量”！但是也

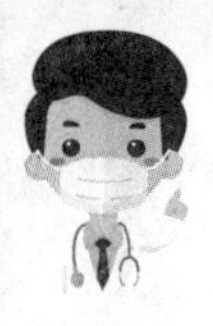

不能一味追求多多益善，“多，要有尺度”。人体也离不开碳水化合物（简称糖类）和脂肪，碳水化合物是人体获取能量最主要的来源，参与细胞组成，参与体内代谢调节等多种活动。蛋白质、糖、脂肪是身体能量来源的“三个帮”，缺一不可。

所以吃得好，更要吃得适当，平衡膳食，保证食物多样化且有营养。

吃得卫生

吃得好，更要吃得卫生。

蔬菜水果要新鲜，肉类要煮熟煮透。《论语》有云“食不厌精，脍不厌细。食饐而餲，鱼馁而肉败，不食。色恶，不食。臭恶，不食。失饪，不食。不时，不食。割不正，不食。不得其酱，不食。肉虽多，不使胜食气。惟酒无量，不及乱。沽酒市脯，不食。不撤姜食，不多食”。其实古时就已经非常注重食品卫生了。

多运动

运动可以更新免疫细胞，运动可以保持和增加 T 细胞的分化多样性。运动具有抗炎作用，可以促进体内细胞修复，并产生免疫细胞，从而增强免疫力。健康成年人应每周进行 3 次以上、每次 30 分钟以上中等强度运动，或者累计 150 分钟中等强度或 75 分钟高强度身体活动。

年老者，更需呵护

年老者免疫功能水平较低，更需注重自我呵护。随着年龄的增长，人体的免疫系统会“老化”，反应能力会逐步降低，进而增加感染风险和患癌风险。呼吸道感染包括流感、肺炎是导致全球 65 岁以上老人死亡的主要原因。此次新冠肺炎大流行，老年患者与合并慢病患者进展为重症甚至危重症的风险高，也说明了年老者免疫功能水平较低。

年老者免疫功能水平较低，关于老年免疫系统会随着年龄的增长而衰退，这一现象的机制探讨一直进行着。有一篇刊登在权威杂志 *Science* 的研究发现，T 细胞老化会造成免疫功能受损。

因此，对于老年人群更需重视自我呵护，从膳食入手增强免疫力，还要勤洗手、戴口罩，减少外来侵袭的风险。

临床营养科　卞冬生

疫情当前，如何对待“吃”这件大事

大家在家里，头等大事之一就是“吃”，朋友圈、家庭群里有很多饮食相关的谣言：多吃绿豆、金银花预防病毒，鸡肉、猪肉都不能吃了……还有很多人逐渐对大鱼大肉失去了欲望，开始想着减肥了。

然而，我们不推荐刻意节食减肥，而希望保持平衡的饮食，增加适当的居家运动。今天我们来谈谈，当下怎么吃？该吃什么？

疫情期间要怎么吃

综合中国营养学会以及中华医学会肠外肠内营养分会的饮食推荐：

(1) 谷薯类食物要保证，每天应摄入 250～400 g，包括大米、小麦、玉米、荞麦、红薯、马铃薯等。

(2) 优质蛋白质类食物要充足，包括瘦肉类、鱼、虾、蛋等，每日 150～200 g 蛋白质食物，奶类、大豆类食物要多选，坚持每天一个鸡蛋。

(3) 多吃新鲜蔬菜和水果，每天超过 5 种，最好 500 g 以上；其中一半为深色蔬果类。

(4) 适量增加优质脂肪摄入，包括烹调用富含 n-9 脂肪酸的植物油和坚果类多油性食品如花生、核桃等，总脂肪供能比达到膳食总能量的 25%～30%。

(5) 保证充足饮水量，每天 1 500～2 000 ml，多次少量、有效饮水；可以饮温开水或淡茶水。饭前饭后的菜汤、鱼汤、鸡汤等也是不错的选择。

(6) 不要接触、购买和食用野生动物；注意厨房食物处理生熟分开，动物食物要烧熟、煮透；家庭用餐，实行分餐制或使用公勺公筷等措施，避免与家人相互传染；禁烟酒，避免辛辣刺激食物。最好选用煮蒸炖等健康烹调方式，世界卫生组织对食品安全也有如图 8-1 的建议。

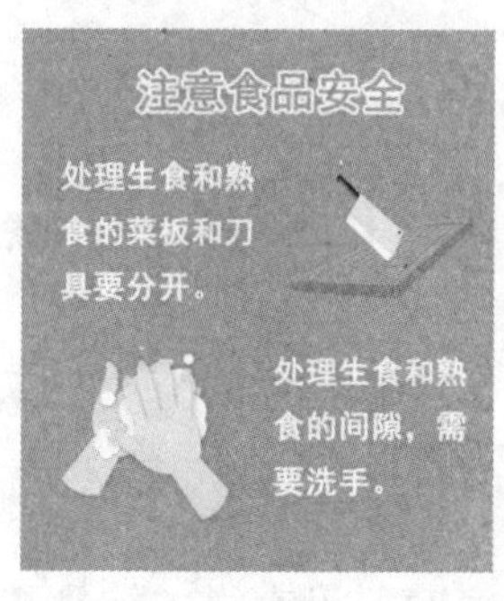

生鲜市场采购该注意些什么
接触动物制品后，立即洗手
避免接触口鼻、眼睛。
避免接触变质肉和生病动物。
避免接触流浪动物和垃圾废水。
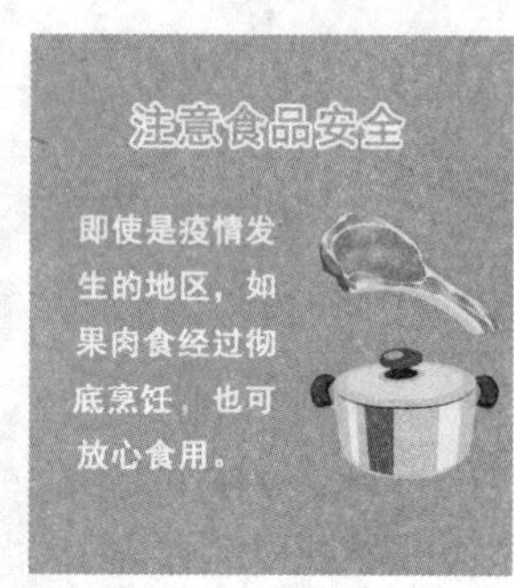

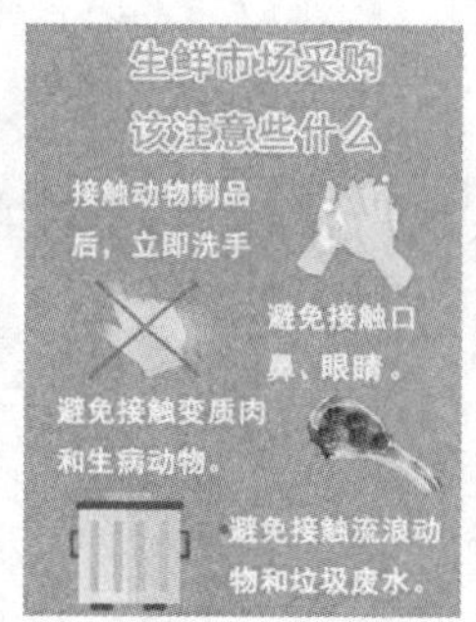

图 8-1　转自世界卫生组织，疫情期间如何做好防护

(7) 新鲜蔬菜、水果以及坚果等植物作物中富含 B 族维生素、维生素 C、维生素 E 等，具有较强的抗氧化、调节免疫作用，应注意补充。也可适量添加营养素补充剂。

(8) 大豆及其制品、蘑菇类食物、枸杞、黄芪等食物中含有黄酮、甜菜碱等抗氧化物质，瘦牛、羊肉中含有丰富的蛋白质、左旋肉碱，都有助于增强抵抗力。

(9) 食欲较差进食不足者，应注意补充 B 族维生素和维生素 C、维生素 A、维生素 D 等微量营养素。

(10) 保持适量活动(不参加集体活动)，增加日照时间。中青年建议选择有氧运动，如广播体操，也可利用家里的健身器材如跑步机、自行车等进行锻炼，无氧运动推荐平板支撑等，注意不要盲目增加难度，注意运动防护；老年人建议以有氧训练为主，可以选择广场舞，另外，太极拳、八段锦等中医传统运动锻炼也推荐在家中进行；也可以演唱自己喜爱的歌曲，听音乐等。

(11) 疫情流行期间，不要节食，不要减重。

(12) 规律作息和充足睡眠，每天保证至少 7 小时的睡眠时间。

(13) 饮食不足时，老人及慢病消耗基础疾病患者，建议增加特殊医学用途配方食品，每天口服营养补充 400～900 千卡。

当然我们也要额外提醒，控制含糖饮料以及零食、坚果等摄入，因为这些都是高热量食物，不宜过量食用。

还有哪些需要注意

（1）不建议聚餐或堂食，最好居家自行煮饭，食物要煮熟，蔬菜水果要用水洗净。

（2）少点外卖！因为外卖的制作与运输过程中有太多的不确定性，能不叫外卖就不叫。一定要叫，可以挑选品质有保障的餐饮店，出门拿外卖应该戴上口罩，并且避免与骑手直接接触。

（3）网传吃大蒜，多喝酒，多吃盐，多吃板蓝根、金银花等预防病毒等行为均无任何可靠科学证据，切勿盲从。

总的来说，宅在家中的朋友们饮食上确保食品安全新鲜，营养均衡，切勿暴饮暴食，也不要节食减肥，保持膳食均衡，合理运动，才能保证身体健康。

临床营养科　卞冬生　施咏梅

哪种牛奶营养价值最高

疫情之后，大家对提高免疫力格外重视。牛奶是富含蛋白质的食物，保证蛋白质的充足也是抵抗病毒的“关键”。

蛋白质对于免疫力为何重要

如果把人体比作房子，蛋白质就好比是我们建房子的砖头，人体免疫系统中的多种组成部分（如抗体、补体）主要是由蛋白质构成的。

蛋白质摄入量充足，才有利于维持正常免疫力和组织细胞修复。“杀”病毒的抗体，本身就是蛋白质。蛋白质缺乏时，容易导致蛋白质-能量营养不良，降低抵抗力，影响我们身体健康。

为什么要每日饮奶

奶类不但营养素齐全，容易消化吸收，含钙，有利于少年儿童生长发育，促进成人骨骼健康，重要的是，奶类是优质蛋白质的良好来源。

绝大多数食物都有蛋白质，但是含优质蛋白质的食物主要是：蛋、奶、瘦肉、鱼类以及大豆蛋白。那么，优质蛋白质和其他蛋白质，两者有什么区别呢？

我们机体在合成自身蛋白质时所需要的“原料”叫作氨基酸。其中一部分“原料”体内不能合成或者合成速度不能满足机体需要，要从食物中摄取，叫作“必需氨基酸”。而含必需氨基酸种类齐全，比例适宜的，称之为优质蛋白质。

用一句话形象解释就是：我们摄入的蛋白质就像是被用来“修补”身体的“砖头”，优质蛋白质就像是“正规大工厂”生产的“优质砖头”，各种组成成分种类齐全，没有缺斤短两，而且比例合适，我们机体利用起来更“顺手”，于是“修补”的效率得到了很大的提升。所以说,每日"饮奶"有利于保证优质蛋白质的摄入。

《中国居民膳食指南》推荐,建议大家一般每日能够保证 300 g 的液态奶或者相当的奶制品,可折算为牛奶一杯(200～250 ml)加上酸奶一杯(100～125 ml)。当然,对于未成年人、孕妇等人群的摄入量需要酌情调整。

奶类那么多,你该怎么选

鲜奶经过加工后可制成各种奶制品,常见的有液态奶、奶粉、酸奶、奶酪等。面对琳琅满目的奶制品,该如何选择呢? 以下给大家总结了选择液态奶的一些小知识。

液态奶系列

表 8-1　几种液态奶的特点及购买意见

食品名称	产品类型	特　　点	购买建议
纯牛奶(根据杀菌方式不同)	巴氏杀菌乳	保质期为数天,需冷藏,总体营养成分无差别,三者中营养损失略小	可选
	高温杀菌乳	保质期可达一周,需冷藏,总体营养成分无差别	可选
	灭菌乳	保质期长达半年,常温易储存,营养成分差别不大,三者中营养损失略多(可忽略)	可选
舒化奶	调制乳	水解乳糖,易消化。适合乳糖不耐受者	可选
有机奶	灭菌有机纯牛乳	有机食品,生产过程要求较高,与普通牛奶营养成分无差别	可选
高钙奶	调制乳	额外添加了钙,需注意:缺钙者需服用钙片,不能单独靠此补钙,虽牛奶中额外添加了钙,但是不一定能确保吸收率	可选(该吃的钙片还是要吃)
羊　奶	灭菌纯羊乳	主要营养成分和牛奶差别不大	可选
植物奶	豆乳	植物果浆所制,比如大豆、椰子、杏仁等。营养成分不同于牛奶,不可替代牛奶,多数产品中有额外添加糖,购买需留意	不可替代牛奶,可做日常饮品

酸奶的选择

如何选择高营养价值的好酸奶呢? 给大家一个技巧:看添加糖的量。

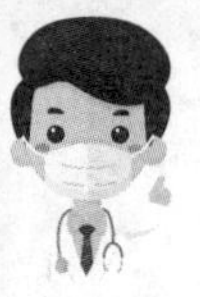
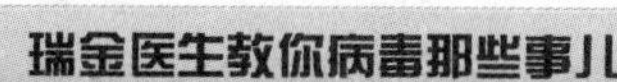

选择酸奶时我们需要留意一个指标：糖——糖添加得越多，整体的营养价值就越低。

如何粗略衡量一杯酸奶中的添加糖？给大家推荐一个小技巧，一般生牛乳的碳水化合物含量为 3～5 g/100 g，我们可以通过阅读酸奶包装背后的营养标签中碳水化合物的含量值，用这个值减去 5，就是每单位(100 ml)酸奶中所额外添加的糖含量。

如图 8-2 是某一酸奶的营养标签，每 100 ml 该酸奶所添加的糖为：16－5＝11 g。

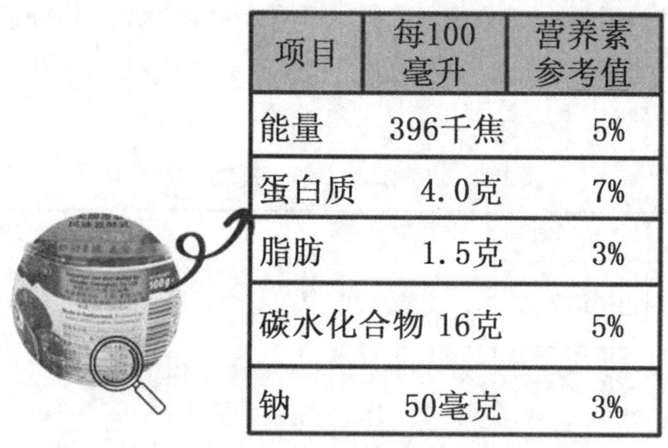

项目	每100毫升	营养素参考值
能量	396千焦	5%
蛋白质	4.0克	7%
脂肪	1.5克	3%
碳水化合物	16克	5%
钠	50毫克	3%

图 8-2　营养标签

常温酸奶好还是冷藏酸奶好

大家也许会留意到货架上会有一些常温保存的酸奶，保质期多数长达 6 个月，这种酸奶称之为“灭菌型酸奶”。

“灭菌型酸奶”和我们平时需要冷藏保存的“活菌性酸奶”营养成分没有什么差别，但是如果对于看中乳酸菌等有益肠道作用的朋友们，建议选择冷藏保存的酸奶。

以上就是为大家带来的一些关于乳制品小知识，你学会了吗？总之要想保证免疫力，合理的营养摄入是基石。

临床营养科　杨诗晗　施咏梅

生病了,吃不下饭! 该如何补充营养

营养与机体免疫力密切相关。当人体处于饥饿状态,发生营养不良时,免疫细胞数量减少,活性降低。而平衡膳食可提供人体所需的能量与营养素,筑起人体防御的盾牌!

所以说,饿着肚子是不行的!

美味佳肴,人之所爱。但是不能随心的事情总会发生……遇到这些没法进食的场景,怎么办?

(1) 牙口不好的奶奶、没有胃口的爷爷吃不下时,怎么办呢?

(2) 生病了,不能耐受普通食物时,怎么办?

(3) 插了胃管,管饲什么呢?

这时候,可能就需要请出这一位:肠内营养剂(特医食品 FSMP)!

防治新冠肺炎饮食指南中提到,"食欲较差进食不足者、老年人及慢性病患者,建议增加商业化肠内营养剂,每天额外补充不少于 500 大卡。"

肠内营养剂(特医食品 FSMP)是什么

肠内营养剂是什么? 和我们购买的奶粉、蛋白粉等保健品有什么区别?

营养是基石。疾病状态下,营养不良雪上加霜。为了解决患者"吃"的问题,20 世纪 60 年代末,医用食品被研发,50 年来,在临床发挥着支持与治疗作用。这不是奶粉、蛋白粉等保健品,而是一类特殊的食品,我国称为"特殊医学用途配方食品",简称"特医食品"。

这是一类专门为进食受限,消化吸收功能因疾病发生障碍,体内新陈代谢紊乱或者某些特定疾病状态的人群配制而成的配方食品。必须在医生或临床营养师指导下，单独食用或与其他食品配合使用。

欧盟等国家都对此类制剂制定相应的生产、应用规范，我国也已出台《特殊医学用途配方食品通则》(GB29922-2013)等一系列的管理条例。目前在国家医保范围内应用的这类制剂，称为“肠内营养剂”。

如何应用“特殊医学用途配方食品”

我国特医食品按其提供营养素是否全面分为三类:全营养特殊医学用途配方食品、特定全营养特殊医学用途配方食品和非全营养特殊医学用途配方食品。特定配方是指适合糖尿病、肾病、恶性肿瘤(恶病质状态)等疾病状态下的制剂。这三大类配方食品基本能满足不同患者、不同需求的营养治疗。

特医食品，不是普通的食品，应用前，需要进行营养评估，判断营养素的摄入量、疾病程度、消化吸收程度等状况。这就需要在有资质的营养专业人士指导下，根据适应证，选择合适制剂并制定治疗方案。

一般对于居家老人，摄入不足时，可以选择全营养型 FSMP 补充。而补充的剂量根据普通膳食摄入状况而定。对于糖尿病患者，当血糖控制不佳时，可以以糖尿病配方制剂替代部分膳食而达到稳定血糖的目的;而对于管饲的糖尿病患者，糖尿病型配方制剂可以方便解决吃饭问题。

如何甄别特殊医学用途配方食品

目前，这类特医食品，鱼龙混杂，如何甄别呢?国家市场监督管理总局对这类食品采取注册管理，符合要求的颁布注册号，才能生产上市。故大家对上市的此类产品可查找外包装上的“国食注字 TY”标识，并能在国家市场监督管理总局官网上查询产品注册号。

总之，生病了，吃不好或不能吃，医学上已有相应的治疗手段来改善营养状况，在抗疫的征途上为机体筑起一道坚实的免疫防线!

临床营养科　罗　茜　施咏梅

究竟是什么神仙食品？
这么多营养专家都推荐它

它就是——大豆及其制品。五谷中的重要一员——大豆，因其富含优质蛋白质，素有“植物肉”“绿色牛奶”之称。

其实大豆和鸡蛋、牛奶一样，是优质蛋白质食物。在平衡膳食中居重要地位，有利于提高机体免疫力。大豆的营养价值体现在以下方面。

大豆营养知多少

富含优质蛋白质

大豆中的蛋白质含量位居植物性食品原料之首，其人体必需氨基酸的组成和比例与动物蛋白相似，而且富含谷类蛋白缺乏的赖氨酸，是优质蛋白质的重要来源。可食用部分相同重量下（每百克），大豆中含有的蛋白质约 35 g，是稻米的 4 倍、小麦的 3 倍，和动物蛋白质相比，也有很大优势。

优质脂肪

大豆的脂肪含量近 16%，富含不饱和脂肪酸（可高达 85%），饱和脂肪酸含量低。相较于动物性食物的脂肪以饱和脂肪酸为主，大豆中的脂肪更加健康。大豆脂肪中含有丰富的亚油酸、亚麻酸及磷脂，提供人体必需脂肪酸，调节血脂代谢，对心血管病等慢病的管理有利。

维生素、微量元素

富含膳食纤维及钙、磷、钾、胡萝卜素、维生素 B_1、维生素 E 等人体所需营养素。

其他

大豆中还含有大豆异黄酮、大豆皂苷等特殊营养成分。大豆异黄酮是一种植物雌激素，具有多种重要生理活性。近期一项研究表明，大豆异黄酮在癌症、心血管疾病、妇科疾病、肌肉骨骼疾病、内分泌及代谢性疾病、神经系统疾病和肾脏疾病中均能提供益处，特别是在围绝经期妇女中。

大豆和豆制品要常吃
大豆包括黄豆、青豆和黑豆。我国大豆制品有上百种，通常分为非发酵豆制品和发酵豆制品两类。非发酵豆制品有豆浆、豆腐、豆腐干、豆腐丝、豆腐脑、豆腐皮、香干等，发酵豆制品有腐乳、豆豉等。
一般家庭和餐馆都将豆腐作为常见菜肴，可凉拌也可热炒，三口之家，正好一块豆腐（300g左右）为一盘菜肴。
小贴士 TIPS
豆制品发酵后蛋白质部分分解，较易消化吸收，某些营养素（如微生物在发酵过程中合成的维生素 B12）含量有所增加。大豆制成豆芽后，除含有原有的营养素外，还含有较多的维生素 C。因此，当新鲜蔬菜缺乏时，豆芽是维生素 C 的良好来源。

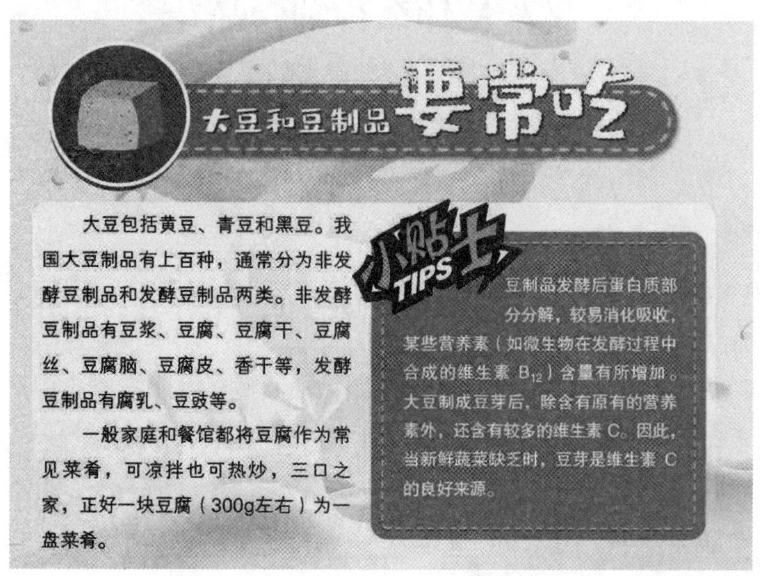

图 8-3　中国营养学会的大豆及其制品简介

大豆制品这么好！不过，日常的烹饪加工会不会破坏了营养呢？

加工会使大豆制品营养流失吗

这点大家可以放心，答案是不会。

大豆制品通常分为非发酵豆制品和发酵豆制品。非发酵豆制品有豆浆、豆腐、豆腐干、豆腐丝等，发酵豆制品有腐乳、豆豉等。

做老豆腐、豆腐皮时，需要加入含钙的凝固剂，钙含量有所提高；大豆制成豆芽后，除原有的营养素保留外，还含较多维生素 C；发酵后的大豆中，蛋白质部分水解，维生素 B_{12} 等营养素含量有所增加。

大豆制品不仅营养没有明显丢失，反而增加了一些营养成分，而且蛋白质消化率（食物中被消化吸收的氮数量/食物中总单氮量，TD）和蛋白质生物价（体内储留氮/吸收氮，BV）均有所提高，更易于消化利用，如表 8-2 所示。

表 8-2　不同蛋白质来源的蛋白质消化率及生物价　　单位：%

	蛋类	奶类	肉类	大豆	大豆粉	豆乳	豆腐
蛋白质消化率	98	97～98	92～94	60	75	86.3	92～96
蛋白质生物价	94	85	74～76	57	60～75	79	65～69

食用大豆易出现腹胀的情况，也可在改食大豆制品后得到缓解。因为大豆含有的棉籽糖和水苏糖在肠道细菌作用下发酵产生气体，因而引起腹胀。而制成大豆制品后，能减少腹胀。当然，前提是排除大豆过敏！

哪些人群适合吃大豆及其制品

几乎所有人群均适宜吃大豆及其制品，除了对大豆及豆制品过敏人群。糖尿病、围绝经期和绝经后女性、心血管疾病、高脂血症等人群更能从中获益。

当然，也有例外！肾功能不全、重症肝炎、急性肝衰竭等患者食用后如出现明显腹胀等不适，请咨询营养专业人士，明确推荐摄入量。

关于大豆的误区

只要带“豆”字，就是大豆吗

错。大豆主要指黄豆、黑豆、青豆。绿豆、赤豆、芸豆、蚕豆等均为杂豆，其碳水化合物比例高，蛋白质比例低，且氨基酸构成不如大豆合理，营养成分更接近于谷物类，如小麦。

有乳房疾病的女性不建议吃

错。大豆异黄酮虽然为植物雌激素，但对女性体内雌激素水平起到的是双向调节作用。已有研究显示多摄入大豆并不增加乳腺癌风险，反而有可能对乳腺癌的发生、复发起到预防作用。

高尿酸血症、痛风患者可以食用吗

尚存争议。关于大豆及其制品是否影响血尿酸水平及痛风发作观点不一，暂无定论。

大豆的食用建议

中国居民膳食指南建议经常吃大豆及其制品，建议每日摄入大豆25 g以上，而我国疾病预防与控制中心营养与健康所的调查发现，豆类食物人均消费量为11.3 g/d，不足推荐摄入量的一半。

那么，25 g大豆对应的豆制品大概有多少呢？

按照其蛋白质含量与干黄豆蛋白质含量(35%)的比值进行折算，25 g的大豆大概等同于：17 g豆腐皮(干)、20 g腐竹(干)、52 g素鸡、55 g素鸡、72 g北豆腐、140 g南豆腐、175 g内酯豆腐、360 ml豆浆。

临床营养科　金倩雯　施咏梅

居家也可以这样锻炼

运动锻炼通常可简单分为有氧运动、无氧运动、有氧无氧结合运动。细致的分类里还包括高强度间歇性训练、核心功能训练、肌肉伸展训练等。太极拳、瑜伽、普拉提等也是大家耳熟能详的家庭锻炼方式。我们在家里，可以做些什么康复锻炼呢?

老年人居家

推荐以中低强度有氧运动配合太极拳、八段锦等中医传统运动体操等进行运动锻炼。家里有跑步机、功率自行车等的可以用它们进行每日一次，每次15～30分钟的锻炼。注意:运动强度以微微出汗、心率适度加快、休息后能迅速缓解为宜。居家日常锻炼不建议大汗淋漓。

家中没有合适的运动器械的，也可在客厅或卧室中腾出一片合适的空间进行有氧运动训练。

推荐运动:①原地摆臂踏步;②小范围绕圈快走;③原地小跳;④太极拳、八段锦。运动强度及频率和器械锻炼一致。

注意:有老年性骨关节炎、慢阻肺、心衰、肩袖损伤等老年性常见基础疾病的患者，需咨询专业医师后根据建议选择适合自己的锻炼方式。不建议盲目进行锻炼，若运动过程中出现心慌、心悸、气喘等现象需立即停止。

中青年人居家

推荐以中等强度有氧运动配合适宜的无氧肌肉训练和运动体操等进行运动锻炼。家中有跑步机、功率自行车等的可以用它们进行每两日一次，每次30分

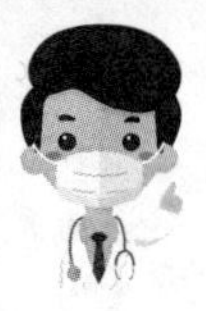

钟以上的锻炼。跑步机建议以低速慢跑的形式来进行锻炼。注意:运动强度以出汗、心率升高、有一定的气喘、休息后能快速缓解为宜。

无氧肌肉训练以核心功能锻炼,上下肢肌肉为主。推荐运动:①平板支撑;②卷腹;③平卧空中踩车;④深蹲。训练频率可选择每两日一次,强度以肌肉微微发酸为宜。运动后注意肌肉拉伸按摩保护。

有一定基础的人群也可选择瑜伽、普拉提、尊巴、高强度间歇运动等体操来替换有氧训练。

注意:有颈椎病、腰椎病、半月板损伤、肩袖损伤等基础肌骨关节疾病的患者,需咨询专业医师后选择合适自己的锻炼方式。不建议零基础的人群上手就盲目选择高强度瑜伽、高负重无氧运动等,注意预防肌肉拉伤、劳损、心悸、横纹肌溶解症等运动并发症。

什么时间段锻炼最好

每天最好的锻炼时间为晨起吃过早饭半小时之后、下午 3～5 点或吃过晚饭 1 小时之后。

注意:不要选择餐后即刻、空腹、睡前两小时进行运动锻炼。空腹锻炼是专业健身人群进行训练的专业行为,有相应的保护措施,不要盲目学网络和营销号的方法。

上班人士注意与自己复工后的上班时间相对应,养成良好的生物钟和习惯,不要复工后迅速丢掉自身的运动习惯。

有腰痛的情况下,可以做仰卧起坐、飞燕式吗

不推荐腰痛患者进行仰卧起坐和飞燕式的锻炼。仰卧起坐和飞燕式作为幅度较大的运动,对腰椎的基础健康状况有一定的要求,盲目的进行锻炼可能会诱发或加重腰痛的发生。

有过腰痛史的患者建议咨询过专业医师后,可进行辅助下低强度核心功能训练。

推荐运动:①仰卧位屈膝屈髋;②仰卧空中踩车;③平板支撑;④卷腹。

注意:如果核心锻炼出现越练腰越酸甚至疼痛的状况,说明核心肌群功能较

弱而使用了腰肌进行代偿，正确的感觉应该是腹部微微有酸痛感。建议进行难度降级，若低强度训练仍出现腰酸痛现象，建议停止训练并咨询专业医师。

康复医学科　孙　昕

新冠肺炎住院患者如何进行自我训练

新冠肺炎疫情仍然牵动着我们的心，若是不幸感染，新冠肺炎患者日常可以做哪些力所能及的锻炼，让自己尽快康复呢？

训练简单易学，患者可根据自身病情，选择不同难度等级的运动。每天 3 次，每组动作 10～20 个。若情况接近正常，可在原有动作的基础上增加负重，如踝关节、腕关节放置沙袋。

重症患者选择难度等级 1 颗星的运动；

中症患者选择难度等级 1～2 颗星的运动；

轻症患者选择难度等级 1～3 颗星的运动。

★ 1 颗星运动

(1) 踝泵运动：仰卧位，脚背缓慢勾起，保持 3～5 s，再缓缓向下踩到底，保持 3～5 s，双脚交替进行，也可双脚同时进行。

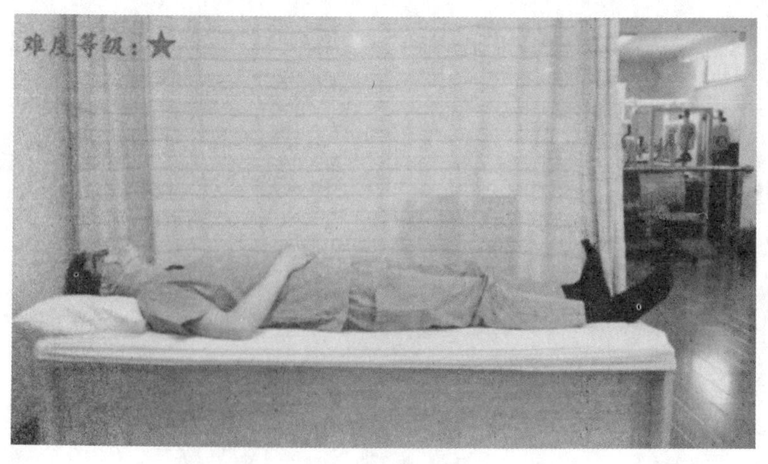

图 8-4 踝泵运动

（2）上肢伸展运动：仰卧位，双上肢置于体侧，双上肢同时举过头顶，触耳旁后再缓慢放回体侧。

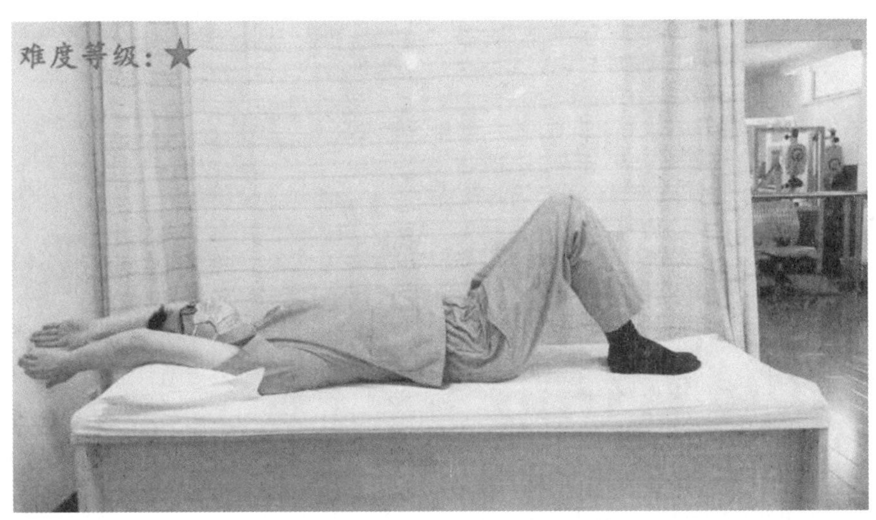

图 8-5　上肢伸展运动

（3）卧位腹式呼吸：仰卧位，两膝屈曲，使腹部放松，一手置于腹部，用鼻子缓慢吸气，吸气时腹部凸起，腹部的手有向上抬起的感觉，再慢慢呼气，呼气时腹部凹下，腹部的手有下降感。

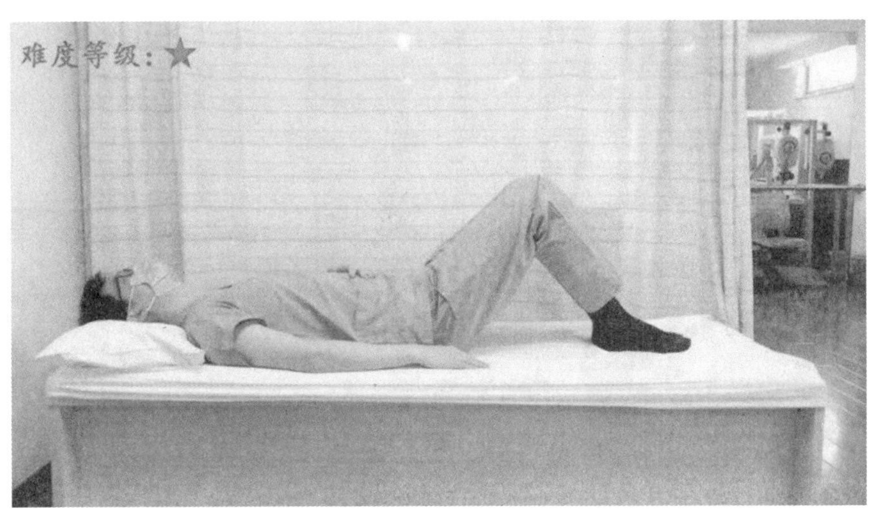

图 8-6　卧位腹式呼吸

(4) 坐位腹式呼吸:端坐位,一手置于腹部,吸气时腹部凸起,呼气时腹部凹下,要点与卧位腹式呼吸相同。

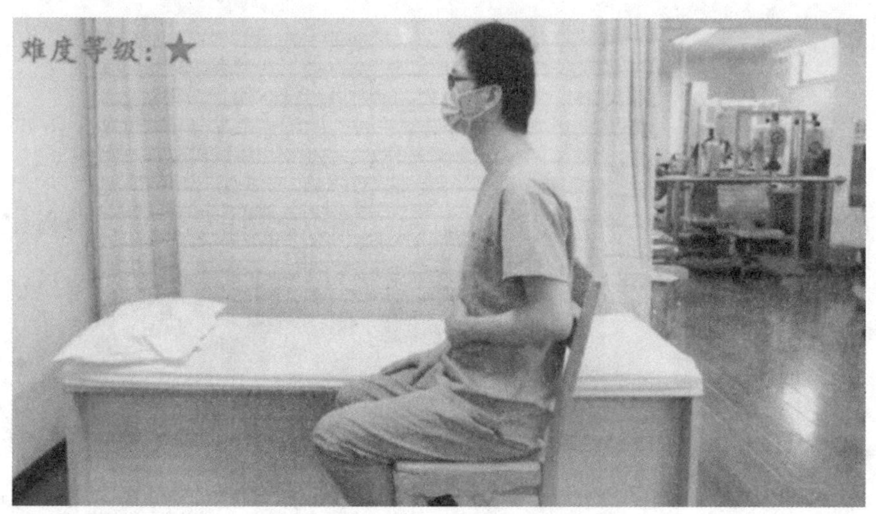

图 8-7　坐位腹式呼吸

★★　2 颗星运动

(1) 直腿抬高运动:仰卧位,双下肢伸直,缓慢抬起一侧下肢,与床面呈 30°,保持 3～5 s,再缓缓放下。再抬起另一侧肢体,交替进行。

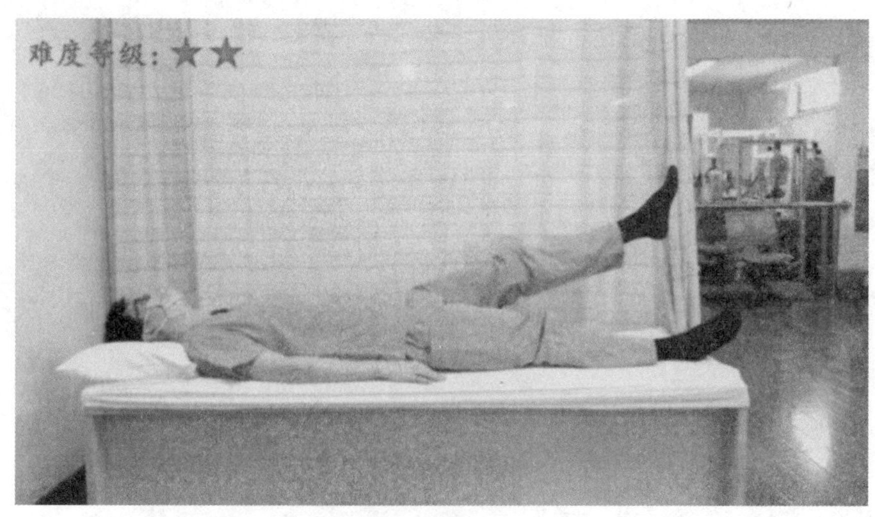

图 8-8　直腿抬高运动

(2) 坐位直腿抬高运动:端坐位,伸直一侧膝关节,并抬起,保持 3～5 s 后缓缓放下。再伸直另一侧膝关节,交替进行。

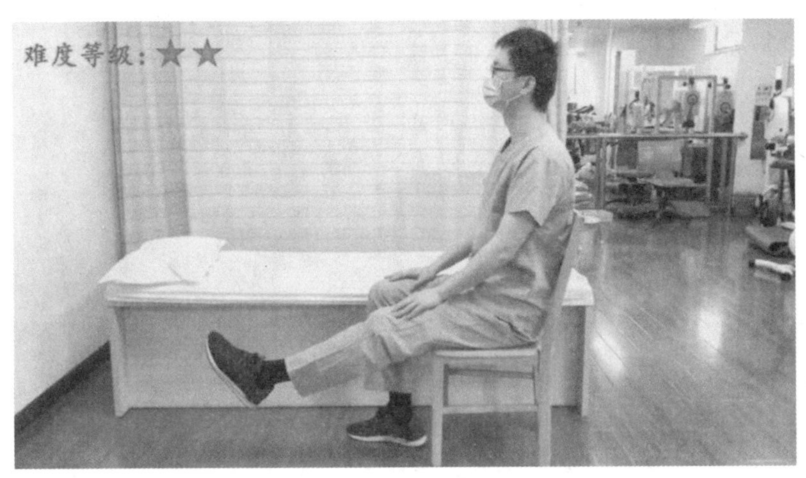

图 8-9　坐位直腿抬高运动

(3) 体侧伸展运动:站立位,双上肢自然下垂,双上肢缓慢从体侧伸展,抱于脑后,再返回。

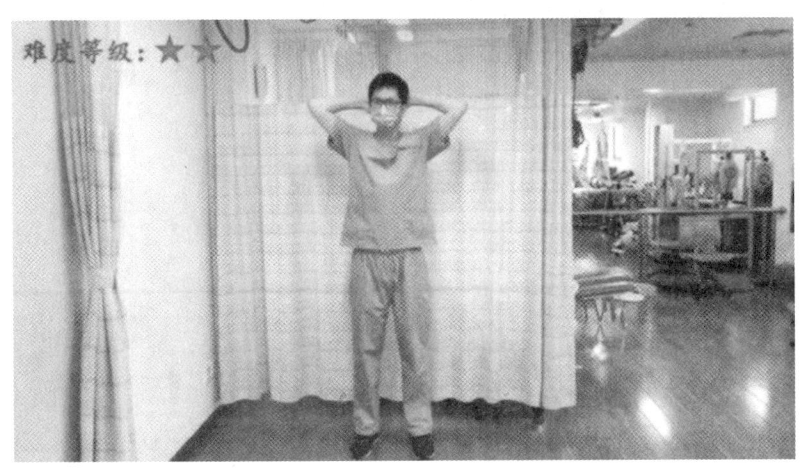

图 8-10　体侧伸展运动

★★★　3 颗星运动

(1) 臀桥运动:仰卧位,双手放于身体两侧,双下肢屈曲支撑床面,臀部缓慢

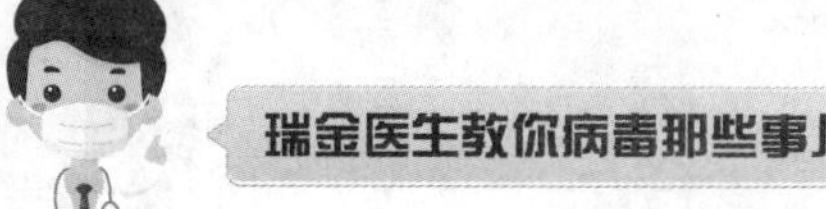

抬起离开床，保持 3～5 s，再缓缓放下。

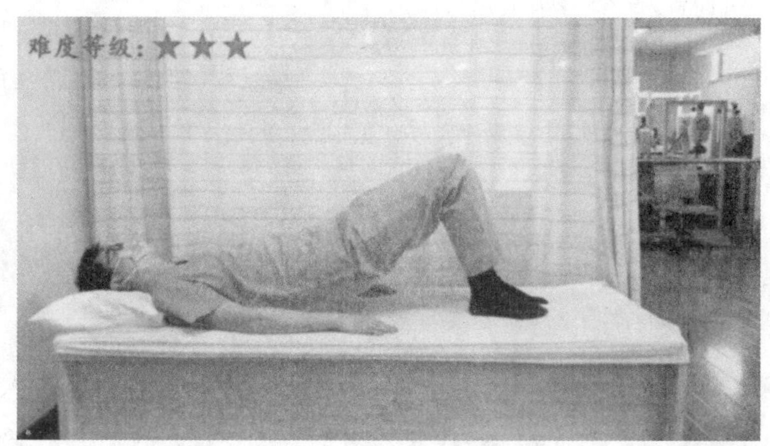

图 8-11　臀桥运动

（2）靠墙静蹲运动：背对墙站立，双上肢自然下垂，向前迈半步，双脚分开与肩同宽，臀部及背部贴墙，缓缓下蹲至髋关节略高于膝关节，保持至大腿感到酸胀，维持 3～5 s，再慢慢站起，站起时注意臀部及背部不离开墙面。

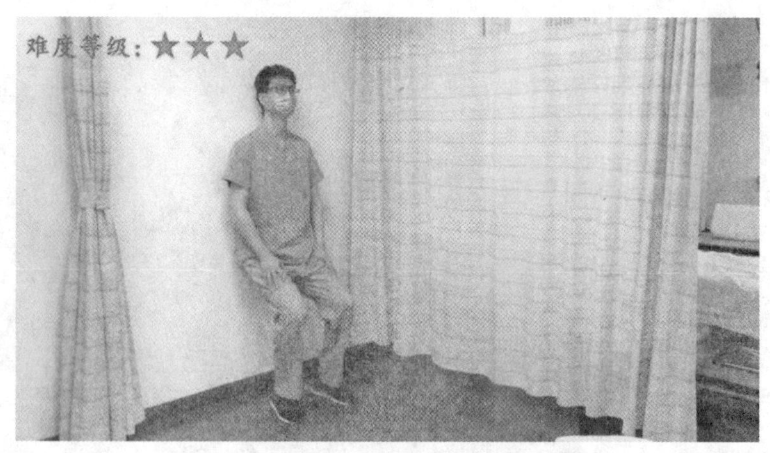

图 8-12　靠墙静蹲运动

康复医学科　王继先　孙　昕

第九篇　新冠瑞金主委说

为进一步提高公众对新冠肺炎疫情的认识和应对，加强对新冠病毒相关知识的普及，瑞金医院相关学科的14位中华医学会和上海市医学会各分会主任委员，针对民众在疫情发展不同阶段所关心关注的问题，精心制作推出“新冠—瑞金主委说”系列访谈，为大众做出权威解答。

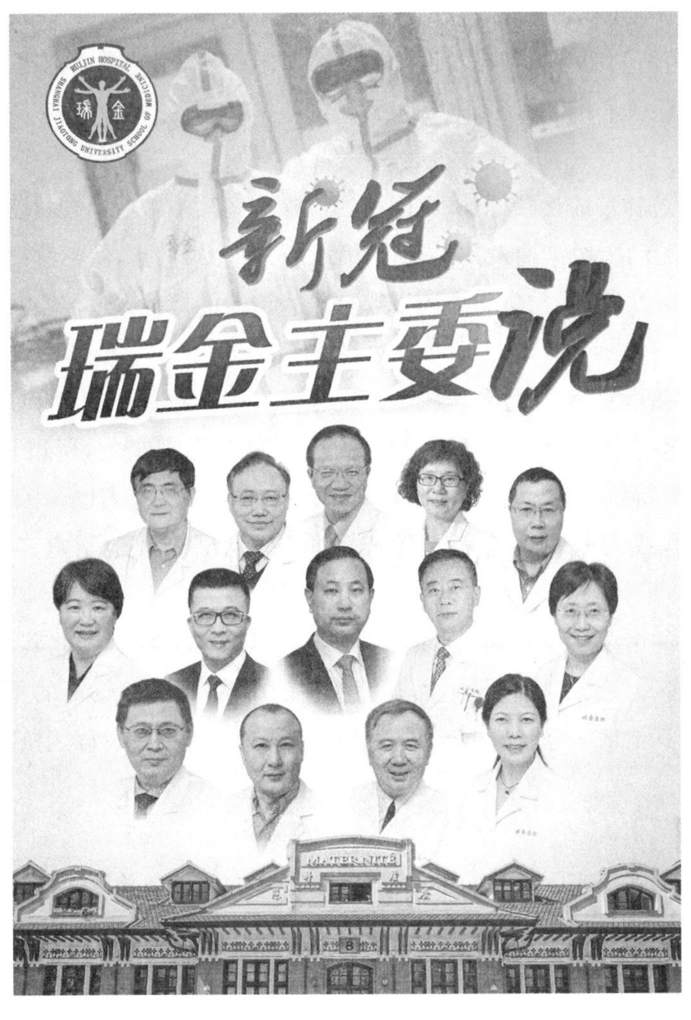

瞿介明教授解答关于新型冠状病毒肺炎的6个疑惑

本文由中华医学会呼吸病学分会主任委员、中国医师协会呼吸医师分会副会长、上海市医师协会呼吸内科医师分会会长、瑞金医院党委书记瞿介明教授来权威解答你最关心的、关于新冠病毒肺炎的6个疑惑。

问题一：

关于新冠肺炎的诊断标准，在国家的诊疗方案当中曾经出现过变化，在第五版当中把CT的影像学纳入其中，到了第六版又把CT的影像学拿掉了，为什么会有这样的一个变化，您觉得应该以哪个作为诊断的标准？

回答：

第五版指南更多的侧重点是鉴于当时武汉有大量疑似患者和等待确诊的患者，对于这些患者，当时核酸检测是无法满足实际需求的，所以从这些患者的实际诊断、特别是治疗需求的角度来看，怎样尽早治疗，让轻中度患者不发展成为重症，或者是重症患者不发成危重症，是出于因地制宜、实事求是的考虑。

第六版的情况又是根据后来的全国疫情，特别是武汉和湖北其他地区的疫情，新增患者和疑似患者数量上面有了明显的下降，所以从诊断的角度，不需要再区分湖北其他地区、武汉和全国其他地方，事实上是完全可以用核酸的检测来进行确诊的。

问题二：

您刚才讲到了实际上是两个标准，一个是我们的核酸检测，大家说这是一个定性的重要标准，还有一个临床的诊断标准，包括影像学、病毒学等。这两个比较起来哪一个更为重要，您觉得哪一个算是金标准？

回答：

如果从金标准的角度，在新冠肺炎的诊断上，毫无疑问金标准一定是核酸，影像学通常只能作为参考。就像侦探破案一样，要判别这是不是一个罪犯，一定要拿到物证，或者相关的非常明确的一些证据，例如像现在 DNA 的检测等，所以影像学相当于疑犯的很重要的犯罪依据，而核酸是确定他是否是罪犯的黄金标准。

问题三：

但是从我们普通人角度看来，这次感觉金标准似乎成色不足，因为有些人已经有临床诊断十几天了，几次核酸检测都是阴性，过了十几天才会出现阳性，为什么这次会有这么多假阴性的情况出现？

回答：

我们对一个新发的传染病也有一个逐渐认识的过程，当刚刚出来新发传染病的时候，我们根据发现的现有病毒核酸的序列，就尽快开发出了具有一定特异性的一种 RT-PCR 诊断试剂盒。但是因为没有经过大批量验证，这个试剂盒本身是诞生于突发传染病的特殊时期，事实上很难做到像平时我们研发一个试剂盒时，能够进行大规模的人群研究。

另外，很多新发的传染病，尤其是呼吸道传染病，它跟其他系统的疾病不太一样。比方说消化系统的传染病，它通常从排泄物（如粪便）当中很容易获得标本，能获取到病原微生物，所以检测的阳性率可能会更高一些。但呼吸道标本获取时，很多患者有干咳症状，但没有痰液，所以很多检测都是用鼻咽拭子来取样，但是这些患者可能感染是在下呼吸道，鼻咽部不一定有病毒，鼻咽拭子接触不到这个病毒，这也是一个因素，所以他会出现假阴性。

问题四：

还有一种情况也是前几天爆出来的，有患者已经符合国家诊疗标准出院了，但是回到家里一段时间之后，核酸检测又检测出来阳性，这是什么情况？难道这个病毒会死而复生吗？

回答：

我觉得最大的可能性是，患者体内还是有核酸的存在，也就是说在呼吸道标本里，下呼吸道里还是存在核酸的。我们通常情况下检测到的两次阴性，从原则上讲，有 95%甚至更高的概率上，这个患者应该是不排病毒了。但是这一次新

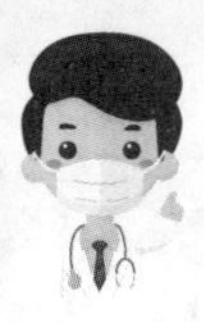

冠病毒可能有它的特殊性，从现在病理解剖的检查来看，尽管例数不多，但是我们可以看到事实上它的病毒可以在气道的上皮细胞内，包括肺泡上皮细胞内都可以存在。

通过我们的治疗之后，它可能在一段的时间里使复制得到了抑制，而且影像学上的病灶也开始吸收好转了，但不等于这个患者在下呼吸道里绝对不存在这个病毒了，所以这个情况我觉得我们还是要引起关注。因此这次第六版指南里也提到，患者符合两次阴性可以出院的标准，但是还要继续观察。所以对这些患者在家里居家观察，或是在一定的相对独立的空间进行观察，还是有必要的。

问题五：

您刚才讲到了这个病毒可能不止在细胞表皮，也可能在细胞内，而且很多人觉得它传染性很强，比如说排队买个烤鸭就染上了，和别人只有 15 秒的接触就染上了，很多人都觉得这个病毒好像特别厉害。从您的专业角度来讲，跟其他病毒比，您觉得新型冠状病毒究竟算不算厉害的？

回答：

现在的新冠病毒跟 SARS 相比，它的一个特点就是传播力很强，但总体重症的患者总数相对是没有 SARS 的比例那么高。但同样发展成为危重症以后，它的死亡率是高的，而且某种程度上不亚于 SARS，甚至可能在局部地区高于 SARS。一下子有很多危重症患者，对医疗救治各方面来说压力很大。可能在危重症救治的时候，疾病本身特别重，存在大量的肺损伤，肺泡内大量充填物、透明膜形成，完全是一个急性呼吸窘迫综合征（ARDS）的表现，所以这种情况下面对比较晚期的危重症时，即便给他用机械通气或者超滤，又或给他用 ECOM 体外膜肺，救治的成功率仍不太高。

问题六：

SARS 我们知道从 2003 年之后到现在，17 年时间没有再出现过，您觉得新冠经过这一次之后还会不会再出现？

回答：

科学家现在正在研究三个最基本的核心问题。

首先，随着时间的变迁或者地方的变化，病毒会不会发生变化，这个变化是传染性的变化，还是独立的变化，还是出现新的变异的病毒株，对于这些猜测科学家现在正在做非常密切的跟踪和研究。

其次，人群当中是不是对这样的新冠病毒，有一个自然免疫产生的抗体，如果人群有很高的产生抗体的比例，如果它没有发生变异，即便明年像流感一样如约而至，我想我们也不用太过担心，或者不会出现非常需要我们特别关注的问题。

最后，我想即使有了前面第一和第二个问题的科学研究之后，我觉得我们还是需要密切的跟踪和研判，所以现在的研究未必代表明年的情况。

呼吸与危重症科　瞿介明

陈尔真教授谈抗疫最前线的救治

本文由上海市第三批援鄂医疗队领队、中华医学会重症医学分会委员、上海市医学会危重病专科分会主任委员、瑞金医院副院长陈尔真教授为各位谈谈抗疫最前线的医疗救治。

问题一：

新型冠状病毒肺炎，对很多脏器都会有攻击，攻击过程中，它是有所选择的，还是无差别攻击所有脏器。遇见这样的情况，医生有什么样的办法？

回答：

从目前掌握的情况来说，尤其是十几例死者尸体解剖的结果显示，新冠病毒攻击的主要靶器官是肺，也发现了其他重要器官，比如说心、肾、肝、脑等都受到不同程度的攻击。有几个原因：第一是病毒直接攻击所导致；第二是病毒诱发的炎症风暴所造成；第三可能是肺功能的受损，全身缺氧所引发；第四可能是在诊疗过程当中，不及时治疗或者不恰当治疗，导致的医源性损伤。在治疗上应该强调的是早发现、早干预，预防炎症风暴的发生是提高治愈成功率的最关键举措。

问题二：

按您的说法，早发现、早干预、早治疗，是非常重要的一步，关于重症治疗在中医方面，有没有一些治疗方法应用到其中，应用下来效果怎么样？

回答：

本次医疗队随行人员中有两名中医医生，一到驻地病房就建立了一个中医诊疗小组，对所有患者开展了中西医结合的治疗，对于轻症患者，是按国家中医药管理局发布的诊治指南来执行，制定了几张协定处方；对重症患者来说，采取的是个体化的诊疗方案，实现一人一方的策略，确保危重患者及时救治。90%左右的患者都用上了中药的治疗，在轻症患者中，取得的成效也是非常好的，对重症患者来说，通过中药能够起扶正作用，同时通过改善肠道功能，发挥它的独特作用。

问题三：

您在武汉抗疫的第一线，了解关于炎症因子风暴的实际情况是怎样？它暴发之前有没有预警，遇到了这种情况有什么办法来治疗？

回答：

新冠肺炎临床上分成轻型、普通型、重症型和危重症型，通过7万多例的临床回顾，轻型和普通型的占81%，重症占14%，危重型占5%。绝大部分新冠肺炎的患者都是轻型、普通型，预后是比较好的。对于重症和危重症的患者来说，预后相对来说差一点。

从临床救治的角度来说，重症患者和危重症患者，一般来说都是从轻症和普通患者转化而来，为什么会出现这个过程？其中有几个原因：首先是早期治疗不及时、不充分；其次是患者本身有基础疾病；再次是治疗过程当中，可能有医源性的损伤问题；最后所谓炎症风暴，其实是机体对入侵的病原微生物产生的一种免疫反应，一旦免疫反应过度了，就叫作炎症风暴，炎症风暴所释放的大量炎症介质，可能就会造成器官(功能)的继发损害。

所以说炎症风暴也是新冠肺炎患者从轻型转向重症甚至危重症关键的促进因子之一，同时也是决定患者愈后的关键环节。在临床治疗上，最关键的是早期去发现它、干预它、阻断它。所以应该建立一整套(临床)预警体系。抵达武汉三院以后，我们通过临床实践，早期总结了一些经验，包括患者的基础疾病状况、体温变化、生命体征变化、氧合的改变等，通过这些指标来做一个预警。第七版新冠肺炎诊疗方案当中，也列出了四个指标，譬如说淋巴细胞的持续下降，C反应蛋白的持续增高和白介素6的持续增高，影像学有进展，以及乳酸的进行性升高等，这都是预警的主要指标。

目前从治疗上来说，除了综合性治疗以外，最关键的是，一旦发生炎症风暴，一是通过血液净化技术，来清除过度表达的炎症介质，以减轻器官功能的损害。另外一种情况是，利用促炎因子白介素6的单克隆抗体，来抵抗白介素6的促炎作用，减少它对器官(功能)的继发损害，从目前的临床应用的角度来说，已经取得了初步成效。

问题四：

新冠病毒会对重症患者的器官都造成严重损害，对于他们机体的运动功能

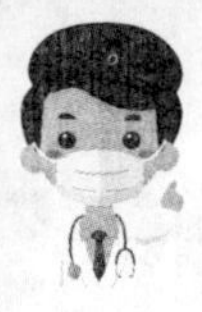

会不会造成一定的伤害，有什么具体的办法来进行干预和治疗，康复过程中，有没有一些早期介入比较有效的方式？

回答：

确实武汉的危重患者跟全国相比要多得多，在 ICU 里的重症患者，一般都有器官功能的受损。器官功能受损越厉害，病情越严重，治疗就越艰难。根据以往临床观察，对任何一个危重患者，早期的康复介入，对提高整体疗效是非常有帮助的，另外对患者将来能够彻底康复、回归社会，也有其帮助作用，尤其是对 ICU 获得性虚弱问题，都应该通过早期康复介入。

上海医疗队接手病区以后，就组建了一个康复治疗小组，针对肺功能受损的患者，以及其他器官功能受损的患者，建立了一整套有规划的康复制度，让患者即使戴着呼吸机，也能够早期实施肺康复，确保肺功能不受进一步的损害，提高治疗效果，促进患者的康复。从目前进展来说，应该取得了满意的效果。

急诊科　陈尔真

陈德昌教授告诉你抗疫一线重症医生要面临什么

本文由上海第一批援鄂医疗队成员、中华医学会重症医学分会候任主任委员、瑞金医院重症医学科主任陈德昌教授为各位解读。

问题一：

新型冠状病毒感染的肺炎疫情，会出现胸闷、气短，包括低氧血症，针对这些情况，我们有什么样具体的治疗方案和措施？

回答：

首先根据低氧血症的严重程度进行氧疗。第一种轻型，仅有上呼吸道的症状，比如说发热、咳嗽，可能有点流涕咽痛的临床表现，他的肺部是没有浸润的，他也到不了低氧血症这种程度。第二种普通型，除了临床症状以外，另外一个特征性的表现就是肺里边有一些炎症、浸润，但浸润的程度不是很深，不是特别严重。一般情况下，他也不可能出现低氧血症，通过简单的氧疗，比如说鼻导管吸氧就可以治疗。第三种重型，肺里浸润严重程度比较高，可以出现低氧血症，如胸闷气急这些情况，这种患者的氧疗要进一步升级。

氧疗有几种情况，首先是通过鼻导管、面罩吸氧，更进一步用高流量吸氧。如果再解决不了问题，可能用无创机械通气。再进一步就选用气管插管，进行有创机械通气。如果说有创机械通气还是不能纠正低氧血症的话，最后可能采用人工的心肺机，也就是 ECMO 技术，来对患者的低氧血症进行支持。根据低氧血症的情况不一样，采用支持的手段也不一样。

问题二：

有一些患者是需要进行插管治疗的，而气管插管过程当中本身是比较危险的，有可能会感染。在这方面，我们有什么需要特别注意的地方吗？

回答：

建立人工气道其实是一个非常危险的操作，通常情况下操作人员自身的防护非常重要。一般我们要三级防护，然后携带动力的新风系统，这样保证我们面罩里边处于正压状态，使得患者飞溅的飞沫或者是高浓度的气溶胶不能够进入面罩里面去。

要尽量减少患者产生飞沫，往往采用深镇静，其次会采用肌松剂把他的自主呼吸打掉，这样在操作过程中就不会产生飞沫，但可能口腔里边还是有些气溶胶存在，所以要求操作者非常熟练，能够尽快地把患者的人工气道建立起来，保证操作者的安全。

问题三：

您也提到了ECMO，我们也报道过。大家都感觉ECMO好像非常神奇，感觉很多患者上了ECMO之后，最后都从濒死线上给拉了回来。

有两个问题想问您，一个就是必要性，什么情况下需要给患者用ECMO，以及是不是所有的患者都能用上ECMO？另外一个就是时机的问题，在什么时候给他用，用的时候注意些什么？

回答：

ECMO技术几十年前就有了，它是一个支持的平台。关键取决于肺的病变到底是什么情况。如果说他的肺是不可逆的，损伤非常严重，那么即使用了ECMO，他最后还是脱不掉机器，愈后还是比较差的。但如果说这个患者肺里的病变不是特别严重，它的可复性比较强，那么我们利用生命的支持平台为他争取时间，使得肺休息，能够有机会进行修复，然后慢慢把ECMO的支持程度给降下来，最后把ECMO机器撤离。所以关键是看病变的肺是不是能够可复。

需要注意两个情况，第一个情况，需要上ECMO的患者不要上得太晚了，如果上太晚，他的肺可能是不可逆了，所以即使我们上了也不能救活他的生命，所以ECMO要支持的话，我们要宜早，这是一点。

第二个也不宜太早，如果有创的机械通气能够纠正患者的低氧血症，我们就不上ECMO。为什么？因为ECMO创伤性比较大，它可能有很多严重的并发症，有的并发症甚至是致命的。所以如果有创机械通气能够改善，纠正低氧血症，肺慢慢也就可复了，我们就不用ECMO。比如，患者用了深镇静、肌松剂，自主呼吸冲动没有了、降低了，通过保护性机械通气，低氧血症纠正了，情况慢慢改善，也就不需要上 ECMO。

如果说肌松剂不能解决问题，我们可以采用俯卧位通气，使得氧合改善，肺里的情况慢慢改善，我们也不需要上 ECMO 了。上得太早可能会造成资源的浪费、并发症的发生，可能没有生存益处。但是上得太晚了，肺的情况恶化了，肺是不可逆了，这个时候再上的话，它也不能挽救患者的生命。

问题四：

在治病救人时，一方面是清除他自身存在的疾病，另外一方面就是让他自己变得更强壮。这就需要营养支持，在营养支持这一块，我们需要具体怎么做，有什么样的方法和措施？

回答：

新冠肺炎靶器官除了损伤肺以外，其实胃肠道也是一个非常重要的靶器官，它还可以损伤胃肠黏膜。

这种情况下，医院就开展进行肠内营养，肠内营养是新冠肺炎患者非常重要的一个营养支持手段，因为肠内营养保证给患者肠道内提供一个稳定的微生态环境。再者能够保证患者的热卡供应，改善患者的代谢需求，最后就是总体改善患者的营养状态。

问题五：

您刚才也提到了关于镇痛和镇静，对于新冠肺炎患者，怎么能够更好的镇痛、镇静？

回答：

新冠肺炎患者往往刚来的时候，出现一些焦虑或者抑郁的情况。其次，新冠肺炎的患者往往需要氧疗卧床，躺的时间长，接受很多治疗，可能有很多疼痛的原因，所以像新冠肺炎患者，我们要进行适度的镇痛、镇静，镇痛的目的就是减轻他的痛苦。

镇静的目的是减轻他的焦虑和负面的情绪，使得治疗，比如说无创通气、有创通气配合得更好。所以镇痛、镇静对于新冠肺炎氧疗的顺利进行还是非常重要的。

重症医学科　陈德昌

于布为教授告诉你，麻醉科医生在战“疫”中的作用

本文由中华医学会麻醉学分会前任主任委员、中国医师协会麻醉学医师分会会长，中国医药教育协会麻醉专业委员会主任委员、瑞金医院麻醉科于布为教授来为你答疑解惑。

问题一：

说起这次新冠病毒的疫情，我们经常听到的是两个科：一个是呼吸科，一个是感染科。那么您所在的麻醉科跟疫情有什么关系呢？

回答：

我们麻醉科最主要的作用就是气管插管。气管内插管是抢救新冠肺炎危重症的重要手段。

麻醉科医生来做这个有什么好处呢？我们是在全身麻醉的基础上来做气管插管，人体的呼吸道是一个长期进化而来的结构，对外界异物异常敏感，喝水呛咳或者吃饭时候说话被食物残渣呛到，都会咳半天，以便把异物排出去。

如果要在气管内放置导管，对呼吸道来说是一个巨大的异物，在没有麻醉的情况下患者会发生剧烈的、反射性的呛咳，每次咳都有几亿甚至数十亿的病毒喷出，可能会喷得医务人员一脸一身。如果我们麻醉医生给他做了全身麻醉，让患者在无抵抗的情况下接受气管插管，一能大大缩短插管时间，二能提高插管的成功率，最关键的一点是保护了我们的医务人员。

问题二：

一般做手术前，麻醉科医生会跟我们说：麻醉有风险，可能会出问题，要签字。但是新冠病毒肺炎的患者，本身情况已经很严重了，对他们进行全身麻醉会不会造成一定的危险？

回答：

我们过去讲麻醉有风险，主要是由于过去技术不行、药物不行、设备不行，比如我们的喉镜不行。药物方面，如果麻醉师经验不足，剂量不恰当，可能药物会过量；还有一种可能，打了肌肉松弛药之后患者就没有自主呼吸了，要靠医生把管子插进去，接上外界的呼吸机进行人工维持，但如果是很肥胖的人，管子半天插不进去，患者可能就死掉了。风险是这么来的。

但是现在这些问题基本都解决了。因为我们有可视喉镜，可以直接通过屏幕看着导管通过鼻子和嘴的径路，看得到“声门”在什么地方，插进去就很容易了。所以现在麻醉本身的风险是非常小的。

你提到的另一个问题。一个新冠肺炎患者甚至是一个危重的新冠肺炎患者，他的心、肺、肝脏、肾脏都有一定损害，这种情况怎么办？我们现在的麻醉技术可以保证患者安全平稳地度过手术。

问题三：

您给我们介绍了麻醉对于治疗的好处。您刚才大部分讲到的是 2003 年非典的时候做的大量相关的应用，那么在这次新冠肺炎疫情中麻醉技术有没有大量应用?

回答：

还没有大量应用。

我们对新冠病毒肺炎有一个认识过程，它的第一个特点是潜伏期比较长，很难发现，这也是有这么多人被传染的原因。第二，它相对于非典有一个更特殊的特征，就是起初症状很轻，大家会觉得像感冒，只是有点无力、头痛和肌肉酸痛等症状，卡他症状也不重，只是干咳。这些患者还活蹦乱跳到处走，打牌、吃饭、买菜，觉得没问题。但是他们肺部的早期影像就已经显示出了磨玻璃样变，这是非常特别的一点。

所以我很早就跟上海派去的一些麻醉出身的医疗队长或者管 ICU 的医生讲，你们一定要特别注意这个情况。肺的循环系统简单讲就是一条河，动脉系统很窄，就像黄河壶口瀑布，冲击力非常强。到了“黄泛区”完全散开，流量非常大但没有压力，如果人体在抵御病毒的入侵时交感神经过度兴奋，毛细血管括约肌就极度收缩，血流就不通了。它又是个低压系统，细胞连接很脆弱，一旦胀破，血浆就流出来了，漏入肺间质。肺泡和毛细血管本来紧贴在一起，气体分子的交换

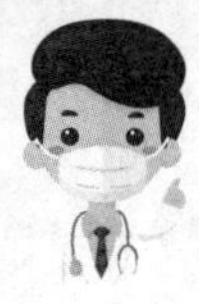

很方便，到这里气体就交换不了了，人就喘不过气了。

问题四：

麻醉能缓解这个状况吗？

回答：

第一，麻醉能缓解毛细血管网的过度收缩；第二，中药麻醉用的洋金花，本身可以促进微循环的流动，把阻塞解除，把闭塞的、破裂的毛细血管网重新开放，然后流动起来。新鲜的血浆胶体渗透压比较高，流过以后就会把肺间质的水带回来，慢慢地改善通气状况，改善了通气，患者才能活下来。我不说我们麻醉科可以根治这个病，但是我们有办法维持患者的生命。

最起码可以让患者的情况得到缓解，甚至重症患者转变成轻症患者，轻症患者再转成一个没症状的患者，没有肺磨玻璃样影像的表现，那就证明康复了。所以我们一定要正确认识这种疾病对人体产生的反应，不应该一味地找个什么东西对抗它、杀死它、灭活它，可以通过疏通微循环先把人救下来，维持下去，等患者体内的抵抗力恢复，病毒慢慢失活，人就活下来了。堵和打是一种方法。通过麻醉疏通、舒缓下来，则是另一种有效的方法。

麻醉科　于布为

张欣欣教授解读新型冠状病毒传染力为何这么强

本文由上海市医学会医学病毒专科分会前任主任委员、瑞金医院病毒研究室主任张欣欣教授为你解读新冠病毒传染力为何这么强。

问题一：

张主任，这次疫情我们常听到的一个词就是新型冠状病毒，我们知道原来的SARS也是冠状病毒，究竟什么是冠状病毒，新型冠状病毒又是一个什么样的概念？

回答：

简单说，冠状病毒的结构就像一个皇冠外形，外面是一层蛋白质，里面是病毒的核酸，等于是病毒的遗传物质，也是病毒复制的一个总指挥，如果在电镜下看它的外表，它除了蛋白膜以外有一个个的棘突，就像皇冠上镶嵌的珠宝那样。

这个冠状病毒真正被人们觉得厉害是差不多到2002年，也就是SARS的那个时候，第一例是从2002年11月份在广东的佛山那里发现，然后引起暴发，直到2003年从中国香港和美国分别分离到这样的一个病毒。当时在没有认识到这个病原体的时候，有患者出现发烧、咳嗽，甚至呼吸衰竭或呼吸困难等症状，但是用一般的抗生素治疗又没有效果，所以就把它定义为是一个非典型的肺炎。

差不多又过了10年，到了2012年的6月在中东又发现了MERS，这个病毒也是冠状病毒的一种，不过它的死亡率更高。到2015年全球第二次流行，小的暴发流行以后差不多有1 600多人感染，但是它的死亡率达到36%，这个死亡率是比较高的。

研究发现新型冠状病毒的序列和之前SARS的同源性相比要超过70%，而跟MERS相比大概只有40%，也就是说，新型冠状病毒跟SARS同源性更

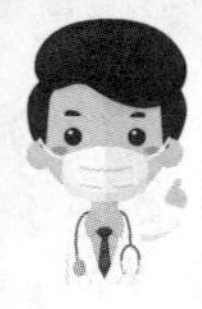

高一些。

问题二：

您讲的冠状病毒之前就有，但是从 2002 年开始，发现新的冠状病毒的病毒力比较强，为什么在人类几千年历史中冠状病毒都没有那么强的病毒力，到 2002 年之后就变得更强了，这是什么原因？

回答：

我们推测可能还是跟病毒的变异有关系，在自然进化的过程中，在它每天的大量复制过程中，病毒的变异或者是突变一直是存在的，而不是说现在才有变异，所有病毒适者生存，它始终都是在变异的。这个变异如果是对它的功能影响不是很明显，它只是核苷酸改变，不改变氨基酸，也不改变蛋白，也不在重要的位点上，恐怕我们人类都感觉不到。

但是如果它改变的位点是比较重要的位点，或者是它的序列的变化比较明显，影响了蛋白质的功能，那么就会对我们临床造成很大的影响。

我们就说 SARS，因为它是一个严重的急性呼吸道综合征，主要还是因为病毒序列的改变，其实这个病毒大家也知道，SARS 病毒它是在蝙蝠体内的一个病毒，是通过果子狸这样一个中间宿主，然后再传到人。

在这个过程当中，它的传染力、致病力都会发生改变，病毒的突变如果是在比较重要的位点，会极大地影响它的功能。

问题三：

这次大家还感觉到这个病毒的传染力好像特别强，因为有的人比如说出去买一只烤鸭或者两个人接触 15 秒就能够感染上。为什么它的传染力会这么强呢？

回答：

这个我觉得也是跟病毒有关，病毒能不能感染宿主，能不能感染你宿主的某一种细胞，取决于你有没有它的受体，即跟病毒特异性结合的受体。每个病毒受体是不一样的，所谓一把钥匙开一把锁，受体差异性是不一样的。可能跟之前的 SARS 相比，新冠病毒跟人的受体的结合力是更强一些，已经有研究报道了，大概差不多能够强 10 倍，它传染的人会更多、更强，可能还是跟病毒的结构有关系。

问题四：

现在有一种疗法是血浆治疗，目前这种方法治疗起来效果怎么样？

回答：

之前我们很多次的包括 SARS、MERS，甚至埃博拉那些也都试验过这种血浆的治疗方法，在目前这种情况下，我个人认为应该是一个比较好的方法。

它可以快速地中和患者体内的一些病毒，甚至是其他的一些有害的因子。当然了这些数据目前还比较初期，我们瑞金医院也协助武汉的三家医院，包括金银潭、江夏区一院和江夏区中西医结合医院，在中生集团的鼎力相助下，一起参与到分析当中。

从初步的 10 个患者的数据看，结果还是令人鼓舞的，10 个治疗的患者当中，1 个出院了，5 个已好转，4 个基本稳定。

当然了我们还需要进一步观察，另外样本如果扩大的话，数据会更可靠一些，现在只是一个探索性的研究，进一步的Ⅱ期临床患者也已经入组完毕了。

相信这个事应该会给重症患者，或者是一部分的危重症患者的治疗，提供比较有希望的治疗方法。

问题五：

现在这个新型的冠状病毒出现之后，让我们变得很恐慌或者说很焦虑，出现了这样的状况，会不会在未来还有一些新型的冠状病毒出现？

回答：

完全有可能。我也在这里呼吁，我们人类还是要注意生态文明，要尊重大自然，尊重野生动物，各守各界。这样，我们将来的新的病毒感染人的可能性就会降低，当然不可能杜绝，但是我个人认为这种文明的生活方式会让我们减少这种可能的发生。

感染科　张欣欣

谢青教授教你分辨感冒、流感和新型冠状病毒肺炎

本文由中华医学会感染病学分会副主任委员、中国医师协会感染科医师分会副会长、上海市医学会感染病专科分会前任主任委员、上海市医师协会感染科医师分会会长、瑞金医院感染科主任谢青教授教你分辨感冒、流感和新冠。

问题一：

这次疫情恰逢冬春交替时节，往年这个时候流感、感冒较多，流感、普通感冒与新冠病毒感染的症状有何区别？应该如何区分？

回答：

冬春季本就是普通感冒和流感高发季，以呼吸道症状为主的疾病非常多，今年新冠肺炎也正好在全国流行，所以大家都非常担心，是不是发烧了、感冒了，就是得了新冠肺炎？我们可以先初步评估一下自己的情况。

普通感冒不止冬春季节，一年四季都有，症状以咳嗽、流鼻涕、鼻塞、喉咙发痒为主，绝大多数患者不发烧，偶有发烧也只有一两天，时间较短。感冒是能够自愈的，多休息、多喝水，或者吃一点 VC 泡腾片，体温就降下来了。这是自限性的普通感冒，不用药，三五天就可以自然好，不用太担心。

流感有轻有重，首发症状和普通感冒类似，另有一些其他表现，比如发烧、咳嗽甚至咳痰，流感性的肺炎可能有气急胸闷的情况。较重的患者会全身关节酸痛，就像被别人打了一样，人乏力，没胃口。发烧时体温会超过 39 度，相对较高，且持续时间较长。如果出现了长时间的高体温或者上述的全身症状，就说明流感比较重，需要到医院就诊。

新冠肺炎如何自行初步鉴别？虽然新冠肺炎也有乏力、肌肉酸痛等全身症状，但它的特点是干咳、痰很少，另外还有一个特点是胸闷，有时候气喘不过来。最重要的是，新冠肺炎患者一开始都有武汉的接触史，比如到过武汉、接触过武

汉人，甚至出差经过武汉等，类似的流行病学史是非常重要的。我们排查时除了症状外，一定还要注意流行病学史。

所以，了解这几点，大家就可以初步自我评估，判断自己大概属于哪一类。

问题二：

如果要去医院看发热门诊的话，在个人防护上需要做哪些工作？

回答：

去看发热门诊，首先建议戴上口罩，保护自己的同时，也保护别人。无论是流感还是新冠肺炎，都是通过呼吸道传播的，也就是通过咳嗽、咳痰、讲话时候产生的飞沫传播，戴口罩就可以切断它的传播途径。

问题三：

什么样的口罩才能起到防护作用？不同场合是否应该戴不同的口罩？

回答：

任何时候都戴口罩没有必要，分人群、分不同的场合，戴合适的口罩非常关键。在户外，比如人员密度不大的马路、广场上，戴一般的口罩完全可以；在家里，通风较好、人口密度也不高，完全可以不戴口罩；如果到了人口比较密集的地方，或者接触、护理普通患者（非新冠肺炎），戴一般的医用口罩也完全可以。要提醒的是，复工后人流也慢慢增多，上下班在地铁、公交车这样相对密闭的空间里，可以戴医用口罩。

戴口罩的方法有讲究，方法不对起不到防护作用，比如有些人会把口罩戴到鼻子下面，这是错误的；正确的方法要戴到眼下，口罩上沿有一个金属条，要在鼻梁上稍微压一下。口罩正反面不能搞错，一般的口罩都是外面颜色深，里面是颜色浅。如果是医用口罩，基本外面是淡蓝色，里面是白色。

问题四：

对于口罩的使用来讲，一个口罩一般能戴多长时间？

回答：

一般来说要看口罩使用的频率高不高，还有戴口罩的时间长短。如果你一直戴着口罩，那么 4 小时就基本需要更换了。但如果是出去买个菜或者倒个垃圾，只有 10 分钟的时间，也不接触任何的高危人群，就不一定需要换，用了一会儿挂在通风的地方，就可以重复使用。当然是口罩是专人专用，不能混合用。

感染科　谢　青

王学锋教授告诉你新型冠状病毒检测的那些事

本文由上海市医学会检验医学专科分会候任主任委员、上海市医学会输血专科分会主任委员、瑞金医院检验科主任王学锋教授为你解读新冠病毒检测的那些事。

问题一：

王主任，说到检验可能大家会想到，在疫情初期的时候，会有“前方的核酸检测能力不足、查不过来”的情况，这是为什么？

回答：

核酸检测工作量较大，要经过很多的步骤，加上患者众多，采样要求较高，很多步骤都是人工的，需要一定的时间，而且刚开始不可能一下子有那么多装备、试剂，就造成了初期检测的一个瓶颈。

问题二：

在湖北检测标准中，尤其在确诊标准当中，曾有临床诊断、核酸检测两个标准共同使用，但最近只留下了核酸检测的标准，为什么核酸检测是金标准，是最终认定、可靠性最高的？

回答：

因为新冠肺炎是由特定病毒引起，要检测特定的病毒的核酸，才可以排除很多其他的、新冠病毒以外的感染，其他的肺炎也可能出现类似临床的症状，只有通过核酸检测，才能确定究竟是新冠病毒引起的肺炎，还是其他病毒引起的肺炎。

问题三：

虽然核酸检测是金标准，但也出现了一些让老百姓有疑问的情况，比如有人检验了几次都是阴性，最后一次才是阳性，或是隔了很长的时间才出现阳性，有人说这是假阴性。为什么会出现这种状况？

回答：

有这几方面的原因。一是取材，从不同的部位取材，阳性率不一样，主要的感染的部位在下呼吸道，呼吸道的阳性率就比较高，如果取材时没有达到一个很好的部位，或者量不够、操作不够，也是不行的。二是很多的地方取了材以后不是在自己这里检测，标本在运输过程当中，也发生了改变。三是现在有多家厂商都在生产这种试剂，那么它每个试剂里面是不是都一样，这个可能也会导致不同的结果，有可能这家敏感性不够，那家敏感性够，这也是原因之一。

问题四：

这些因素都可能造成假阴性，还有没有其他的检验手段能够帮助和辅助，来确认这个患者到底是不是新冠肺炎？

回答：

有的，可以检测特异性抗体，因为机体的免疫系统受到抗原刺激以后，10 天左右就会有抗体产生。如果他感染了新冠病毒，肯定会产生相应的特异性抗体，如果检测到它的抗体明显升高的话，也有助于诊断。

问题五：

诊断上，对于确诊患者要求做两次核酸检测，间隔至少 24 小时。为什么有这样的要求？

回答：

24 小时以后如果再次阴性的话，我们就说患者传染性不大，回家以后要再居家隔离，两个礼拜后再来进行检测。实际上是一个反复确认的过程，防止出现问题。

问题六：

为什么出院时也要做两次核酸检测？

回答：

出院的时候要做两次核酸检测，主要是避免患者回去了以后，再给其他人带来感染。

问题七：

再来说说血浆治疗，什么样的人可以提供血浆？

回答：

恢复期的患者，因为他们体内产生了大量的抗体，对患者本身体内的病原体

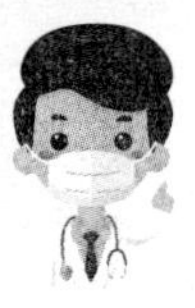

有杀灭作用，他康复了以后，把他的血浆给疾病重型的患者用，治疗效果是比较好的。但前提是，这个病毒现在没有一个可靠的办法来杀灭，所以只能采用这种血浆疗法。如果说对这个病原体有了有效的办法杀灭的话，就不一定采用血浆治疗，因为血浆疗法也有很多不确定因素。

问题八：

血浆治疗有哪些不确定的因素？

回答：

一个刚刚康复的患者，机体里面一些情况，我们知道的并不是太确切，目前用血浆治疗患者，会进行国家规定传染病的检测，但传染病以外的病原体是不检测的，所以也有潜在的感染患者的风险。

问题九：

哪一个阶段算作恢复期的患者？已经出院，还是住院中的也可以算？

回答：

一般来说是已经出院康复的患者，如果还没出院，这个患者捐献血浆不一定合适。出院以后，康复的患者愿意捐献血浆，我们才把他的血浆提取出来，经过一定的处理，再给其他患者输注，是比较安全的。

问题十：

血浆治疗的有效性究竟什么样，现在有科学的判断吗？

回答：

我们有比较成熟的一些经验，比如说 SARS 的时候，把 SARS 康复患者的血浆用在重症患者身上，比较下来比用常规激素的患者，从治愈的时间、愈后来看，都是更好的。

检验科　王学锋

杨程德教授解读炎症因子风暴

本文由上海市医学会风湿病专科分会主任委员、瑞金医院风湿免疫科主任杨程德教授为你解读炎症因子风暴。

问题一：

这次疫情中，我们经常听到“人体内会出现非常严重的炎症风暴”，这是什么意思？

回答：

要理解炎症风暴，必须先谈谈免疫系统。免疫系统主要分为两部分，一是先天性免疫，也叫非特异性免疫；二是获得性免疫，又称特异性免疫。病毒侵入机体后，首先识别这个病毒的，就是人类进化过程中形成的先天性免疫系统，主要包括巨噬细胞、中性粒细胞、NK 细胞（自然杀伤细胞）以及 DC 细胞（树突细胞），这些细胞是人对抗外界微生物入侵的第一道天然屏障。识别到病毒以后，这些天然免疫细胞就被激活，并产生大量细胞因子（炎症因子）来抵抗这些病毒，这些细胞因子又反过来激活天然免疫细胞，从而产生级联的反应，就像瀑布一样，因此被称为免疫风暴（细胞因子风暴），这种情况也是机体在抵御病毒和细菌的侵害的一种表现。

问题二：

能不能这样理解：病毒要来攻击我们，人体的免疫细胞会产生一些东西去对抗它，产生的东西会再刺激免疫细胞，从而产生更多的东西，如果循环比较多，就可能成为炎症风暴？

回答：

是的，机体产生这种炎症的级联反应，是抵御外界微生物入侵的一个正常机制，只不过新型冠状病毒侵犯后的激活过程中，过度产生大量的细胞因子级联反

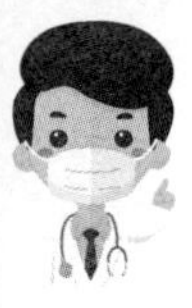

应。新的冠状病毒为什么叫“新”？因为我们在进化的过程中，没有接触过这个病毒，它对机体来讲是一个全新的东西，这种全新的东西进入机体以后，机体就会识别它，动员很多的免疫的潜能去对抗这种新的病毒。

问题三：

炎症因子的风暴，有好的一面，也有坏的一面，坏的话可以严重到什么程度？

回答：

细胞因子会导致机体发炎，进而导致器官水肿、肿胀，甚至功能异常、充血坏死，器官被损伤后，会导致功能的衰竭，比如呼吸功能衰竭、肝功能衰竭，患者此时就处于一种严重的状态，所以重症新冠病毒肺炎可能会导致死亡。

问题四：

已经到了这种重症的程度，很多器官都已经衰竭了，还有办法拉回来吗？

回答：

可以用药物，主要是激素来抑制免疫细胞进一步产生炎症因子，进而减少对器官和细胞的直接损害。

问题五：

但是，激素用多了的话可能会有不良反应？

回答：

任何事情都有两方面，大剂量激素确实对机体有负面影响。一是大剂量激素会抑制机体所有免疫细胞的功能；二是会导致机体的内环境，包括血糖、电解质的代谢等出现问题，甚至出现继发感染，这也是临床上，很多有基础病（比如说糖尿病、高血压）的患者死亡率比较高的原因；三是机体的天然免疫被激活后，会把病毒的信息传递给“第二梯队”，也就是获得性免疫。它会识别病毒，然后产生活化的淋巴细胞，以直接识别特定的病毒，B细胞就产生大量的这种针对病毒的抗体，可以直接杀灭这种病毒，但激素的使用可能会减弱或者说是延迟机体动员第二梯队产生抗体、杀灭病毒的过程，也对机体对抗病毒产生了不利影响。

问题六：

用激素究竟是利大于弊，还是弊大于利？

回答：

这需要医生全面权衡，在急性炎症风暴期，要抢救患者、保护器官，是需要使用激素的，当患者的这种急性的炎症期度过以后，就要迅速根据病情进行调整了。对症下药,因人而异。

问题七:

磷酸氯喹、羟基氯喹这两种药,本来是用来治疗什么病?原理是什么?

回答:

磷酸氯喹、羟基氯喹是风湿免疫性疾病最常用的药物,现在被用来治疗新冠病毒,原理如下。

首先,它可以减少细胞因子的产生,缓解炎症因子风暴;其次,这两种药物本身具有稳定细胞膜的作用,细胞内非常重要的线粒体膜稳定之后,会使器官的损伤减轻;另外,在病毒侵入细胞后,磷酸氯喹会调节细胞内的 pH 值,对病毒的这种增殖也有抑制作用;最后,这两种药物本身具有抑制病毒蛋白的功能,这些蛋白可能对病毒增殖、潜入机体都有重要作用,可以说,它也有部分的直接抗病毒作用。因此,临床医生把磷酸氯喹、羟氯喹用来治疗新冠病毒,无论是实验室研究的结果,还是临床实际应用的结果,都有比较多的基础。

风湿免疫科　杨程德

郑捷教授解读皮肤科在抗击新型冠状病毒中的作用

本文由中华医学会皮肤性病学分会第十四届主任委员、瑞金医院皮肤科郑捷教授为你解读。

问题一：

我们常听到接触传播，这和皮肤传播是一回事吗？新冠病毒有没有皮肤传播的可能性？

回答：

老百姓认为，接触传播是指粪口传播，其实，经皮肤传播也可以归到接触传播。我们国家刚刚报道了新冠患者死亡以后的尸体解剖的报告，从这个报告看，经过皮肤传播是完全可能的。依据是，在患者的外周血当中，发现了一群细胞，这群细胞是CCR4、CCR6、Th17，这群细胞有三个特点：一是可以存在于全身的任何一个器官，尤其是皮肤；二是这群细胞可以迁移；三是有记忆功能，这群细胞的发现为皮肤传播提供了比较确切的理论依据。

问题二：

这是从理论上来讲，那从实际上来讲呢？

回答：

实际上，新冠病毒要经过皮肤来传播的话，必须具备两个条件：一是比较大面积的皮肤暴露，二是皮肤屏障的破坏。所以实际生活中只要注意这两点，即不要把皮肤暴露于外界，并且保护好皮肤屏障，就可以很容易地阻断传播。

问题三：

那么，皮肤科和新冠肺炎的治疗有什么样的关系？

回答：

关系有很多，皮肤科医生，特别是从事皮肤免疫的医生来看，无论是新冠也好，还是皮肤科的很多疾病也好，从发病机制上来看都是一样的，就像中医说“异病同源”，炎症通路是完全一样的，只不过病因不同。

问题四：

治疗新冠肺炎的一些药物，比如氯喹类药物，在皮肤病治疗中也会用到，是不是因为机制、通路都是一样的，所以有些治皮肤病的药，也能用到新冠肺炎治疗上呢？

回答：

实际上，治疗皮肤病的药和治疗新冠肺炎的药很多都是相通的，在新冠肺炎刚开始出现，召集大家提意见，哪些治疗方法可以用于治疗新冠肺炎的时候，我们皮肤科医生就提出了磷酸氯喹、羟基氯喹、沙利度胺等，现在都用上了，还有糖皮质激素等。

问题五：

这几种药是通过什么机制发挥抑制病毒作用的？

回答：

实际上，病毒本身对机体不一定产生损害，什么情况下会造成损伤？就是机体的免疫系统识别了病毒，并且与它发生战斗了，那么这时才会导致机体的损伤，我们称为机体对外来的病原体产生了免疫应答。这个免疫应答如果是比较强的，或者说太强烈了，就是病理性的免疫应答，而不是生理性的免疫应答，病理性的免疫应答就会产生炎症，再重下去就会导致死亡。

问题六：

那这些药在哪个环节当中发挥作用？

回答：

这些药直接作用于机体，比如磷酸氯喹，对皮肤病也好，对新冠肺炎病毒感染也好，它的作用机制是多方面的。第一，它有抗炎作用，可以抑制中性粒细胞功能。第二，它有针对免疫系统的作用，会从两个方面对抗免疫：从免疫识别上，它可以抑制识别外来病原体的树突状细胞，避免树突状细胞把这些外来抗原提呈给免疫活性细胞，磷酸氯喹与羟基氯喹都有抑制树突状细胞的功能；抑制免疫应答方面，它可以使 B 细胞产生抗体减少，让 T 细胞产生病理性的炎症介质减

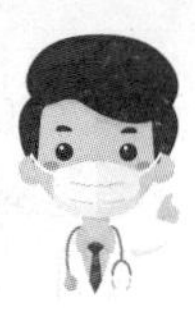

少。第三，它有一个非常重要、但不太被关注的作用，就是抗凝，皮肤病治疗很早就开始研究用它取代糖皮质激素（因为激素会导致心脑血管病变，很重要的原因是血液处于高凝状态，容易形成血栓，血管栓塞是炎症致死的一个重要原因），而磷酸氯喹和羟基氯喹均有抗凝作用。即使不讲炎症、自身免疫和免疫应答，就针对很多新冠肺炎患者恶心、呕吐、腹泻，甚至焦虑、失眠的症状，沙利度胺也能很好地控制。

问题七：

除此之外，皮肤科对新冠肺炎的防治还能做些什么？

回答：

对患者的话，可以把皮肤科治疗炎症性皮肤病，特别是重症、致死性炎症的经验告诉一线的医生，比如说大家在讨论新冠肺炎到底要不要上激素？有人说要上，有人说不能上，各有道理，皮肤科医生的一些经验可以帮助判断。这个就叫个体化处理，因人而异，需要早期发现，比如哪些患者该上激素，不上就有生命危险，又有哪些患者不能上激素，皮肤科的经验可以帮助到前线医生。

问题八：

那从皮肤科的角度来讲呢？

回答：

有两个皮肤病，对新冠肺炎治疗有启发作用。一个叫无肌病性皮肌炎，它和新冠肺炎有相似之处，最终导致患者死亡的器官是肺，患者皮肤出现皮损，过个几周或者几个月，它就产生和新冠肺炎一模一样的成人呼吸窘迫综合征，很快就死掉了。我们发现，皮肌炎或无肌病性皮肌炎是否进展为成人呼吸窘迫综合征，有几个最关键的血清生化指标，比如说铁蛋白、乳酸脱氢酶、谷草转氨酶还有白介素-6、白介素-18 等，这些酶是进行性升高，第一天、第三天到第五天检测，如果它一直往上走，患者很有可能就发生呼吸衰竭了，指标的异常是先出现的。

还有一个是银屑病，和新冠肺炎有相似之处，都是系统性炎症性疾病，治疗中有很多方法，对新冠肺炎患者也可以借鉴。银屑病进展严重的时候，中性粒细胞水平很高，淋巴细胞很低，这说明两个问题，一个是患者处于临床的活动期，二是要警惕患者可能产生皮肤以外的器官损害。在新冠肺炎诊疗上，我们可以通过一些非常简便的临床指标去预测，这个患者会不会发生急进性的呼吸衰竭，如果会的话，就要早期积极干预，比如使用激素，激素还是不能替代的。沙利度胺、羟基氯喹、丙种球蛋白、恢复期血浆……现在各路英雄尝试了很多的方法，都不能取代激素。

问题在于，对待所有新冠肺炎患者不能“一刀切”——因为可能会发生重症肺炎，就用激素，这是不对的。我们应该早期预测、判断会不会发生呼吸衰竭，会发生，早期用；不会发生，就不要用。

问题九：

是否因人而异，最终形成一个科学的判断？

回答：

对。什么叫精准医学，这个就叫精准医学，我们一直强调要个体化治疗，就是因人而异，不能说是一个病都用同一个方法，这是不精准的。

皮肤科　郑　捷

沈柏用教授告诉你疫情期间手术患者怎么办

本文由上海市医学会普外科专科分会候任主任委员、瑞金医院副院长沈柏用教授为你解读疫情期间手术患者怎么办。

问题一：

疫情之下，还是有些人需要做外科手术，什么样的手术一定要做，什么样的可以缓一缓？

回答：

外科把手术分成三类：一是急诊手术，不开刀可能就有生命危险，比如急性阑尾炎，阑尾要穿孔，要化脓变腹膜炎，这是非常严重的情况，还有比如急性胆囊炎、胃穿孔、肠梗阻等，都是急性的毛病，需要及时的外科手术治疗，我们必须及时做手术。

二是限期手术，即限制在一个阶段里面要完成的，大家很容易想到肿瘤，有些肿瘤等不起，有些是能等的，比如说甲状腺长一个瘤，进展非常缓慢，还不一定是癌，所以可以等一等，但对大部分癌症患者来讲，一旦确诊为癌症，无论是肝癌，还是肠癌、胃癌、胰腺癌等，都不能等，为什么？因为多等一天，癌细胞就会再发展一天，说不定现在没有转移，但过半个月、一个月、两个月，癌细胞可能就扩散了。

三是择期手术，比如胆结石、大隐静脉曲张、疝气等这一类手术，等三个月、半年乃至一年，不会有太大问题，我们强烈建议，等疫情过去以后再来开刀。

问题二：

手术有多种方式可以选，当下您建议用什么样的方式来做？

回答：

现在，外科手术有多种选择，在我读大学那个年代，基本上都是把肚子剖开进行手术，现在有微创的手段，包括腹腔镜、机器人、内镜治疗，非常建议大家，无论是急诊手术还是限期手术，都尽可能采取微创手术，因为损伤较小，比如一个胰腺的微创手术，就在肚子上打 5 个 1 cm 的小孔，就可以把肿瘤切下来。

手术后，患者当天就能站起来，第二天胃管、导尿管都能拔掉，几天之后就能自如活动了，最实质性的就是，患者的免疫力受到的影响和打击非常小，所以我们十分推荐。

问题三：

术后恢复期患者的免疫力会降低，是不是比平时更需要注意？

回答：

没错，手术对人体是一个打击，做一个大的腹部手术，比如肝脏的半肝切除，或是胰头的胰十二指肠切除，患者就像跑了一次马拉松，体力消耗非常大，对免疫能力各种功能都有打击。

非常时期，提醒术后的患者朋友，一是保证合理的、均衡的、有营养的饮食。二是尽量减少和外界接触，将接触各种病原体的机会减少到最小，因为环境中有各种各样的病菌，比如流感病毒，我的一些患者说开完刀后特别容易感冒，就是因为手术使他的免疫力下降了，那么以此类推，如果碰到一个致病性很强的病原体，不就变成一个大病了？ 三是要适当地活动，大家尽量不要一直躺在床上，因为人的机体免疫能力跟你的活动有关系，适当活动的话，你的血液循环加快了，新陈代谢也加快了，抵抗、免疫能力就更强。四是一定要注意保暖，因为免疫能力和体温有关系，体温下降 1 度，免疫能力就会下降几个百分点。所以，术后患者最好在通风、温度适宜的环境中休养，尽量减少和外界接触，保证合理的运动和营养，才是比较好的。

问题四：

肿瘤切除之后，有些患者需要化疗，但免疫力降低了，又不想也不敢出来，化疗等一等可以吗？

回答：

在老百姓观念中，化疗是伤身体的。他就想："我手术以后恢复也不好，外面可能又有新冠病毒，那就等一等，疫情过去再化疗。"这是肿瘤外科医生非常反对的，对癌症的治疗，手术跟化疗两者都不可或缺，哪一个都少不了。

开刀对于肿瘤治疗过程只是一半，另一半需要依靠综合治疗比如放化疗，来

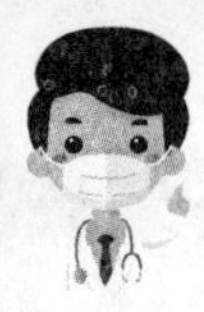

解决余下的问题，让患者获得长期的生存。时间一到，也就是手术以后一个月必须开始，不要因为疫情而延迟，这对肿瘤患者的治疗非常不好。化疗通常做 6 个疗程，每个疗程一个月，也就是说，肿瘤手术后有半年时间是化疗期，这个时期还得坚持。

现在，上海各大医院都基本恢复正常了，因此，肿瘤患者以及应治、该治的患者，都应该得到及时治疗，到了化疗的时间你就坚决来化疗，整个瑞金医院肿瘤科、胰腺中心的化疗都已经完全开放，把这部分治疗坚持做完，才可能达到一个比较完美的效果。

胰腺外科　沈柏用

王卫庆教授解读为何糖尿病患者更易感染新型冠状病毒

本文由中华医学会内分泌学分会候任主任委员、中国医师协会内分泌代谢科医师分会副会长、瑞金医院内分泌与代谢病学科主任王卫庆教授为你解读为何糖尿病人更易感染新冠病毒。

问题一：

这次新冠肺炎疫情中，很多重症、危重症的患者都会合并到糖尿病，这是什么原因？

回答：

中国的糖尿病的患病率已高达11.6%，糖尿病前期的人群更高达50%，所以中国整体已有1.4亿左右的糖尿病患者，这是一个庞大的基数。而且，只有三分之一的患者血糖控制达标，所以说大部分患者的血糖是高的或是波动的，这些患者本就容易感染(譬如呼吸道感染)，在非疫情状况下，中老年糖尿病患者的肺部感染也是第一大死亡原因，所以在疫情期间更要注意防范。

问题二：

为什么糖尿病患者更容易感染？这个从机制上来讲是什么样的？

回答：

糖尿病患者基数大，机体免疫力低；而且，糖尿病患者之中，中老年人较多，就成了一个容易被病毒细菌感染的群体，也就更容易在新冠肺炎疫情之下被感染。

问题三：

疫情期间出门不便，但糖尿病自我管理需要适当运动、饮食注意等，居家应该怎么安排？有什么注意事项？

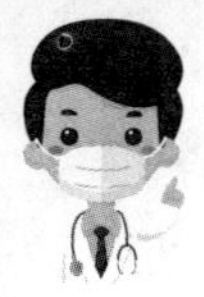

回答:

第一,自我检测血糖是必须的。

第二,建议在不出门、运动量减少的情况下,饮食的量减少一点,有空自己做饭的话,饮食的品种可以更丰富,但量要减少一些;要强调一点,老年人不能只吃素,应该正常摄入动物蛋白,动物蛋白里含有的必需氨基酸是人体不能合成的,只能靠食物补充,所以鸡蛋、鸡肉、鸭肉、猪肉、牛肉、牛奶等,老年人要吃一些,基本需要占到摄入总热卡的15%～20%。如果你血脂正常或者已经在服用降脂药,也可以选择全脂奶。全脂奶营养成分比较均衡,有机钙含量很高,而且味道比较香。

第三,增加一些运动,适当做家务,比如拖地板、打扫卫生等,还可以做做广播操,可以在家里打太极拳等,要注意运动后要微微出汗,如果什么感觉都没有,那么运动几乎没有效果。

问题四:

近期出门不便,要是恰好没药了,糖尿病患者觉得"我最近血糖低就不吃药了",遇到这种情况怎么办?

回答:

这个很危险,糖尿病患者包括所有的慢性病患者,如高血压、高血脂人群,长期服用的药要坚持用,千万不能停药。新冠肺炎疫情下,政府也大力支持,原来只能配4～6周左右的药,现在可以放宽到1～3个月,病情稳定的话,药吃完了及时去配,如果病情有突然地改变,还是要及时到医院就诊,出门时戴好口罩、做好个人防护就可以了。

问题五:

刚才讲的更多的是糖尿病,高血压患者需要注意什么?

回答:

高血压人群也需要坚持用药,在此基础上,心态平衡尤其重要,此时应激激素平和,血压也能基本维持在正常水平,这就比较好。在疫情下,高血压人群可能会有血压增高的情况,如果尝试心态调整后,血压还不能降到正常,就要到医院,让医生帮你调整原来的降压药。

另外,有很多的青年人可能血压高,但自己没有注意到,更没有及时处理,等发现了再去治疗时,已经过了很长一个时期,此时已经失去了最佳时机,血管会有一定的硬化，所以一些年轻的高血压患者会有突然的中风、脑出血等情况。

要学会调整自己的心态，也可以求助心理医生，让医生来给你做一个疏通，疏解你的担心和焦虑。我是内分泌医生，也会比较关注患者的心理状态，若是他的担心和焦虑在心里越积越深，就会加重病情。

问题六：

我们刚才说了很多与中老年人有关的注意事项，这次疫情，我们感觉好像中老年人得新冠肺炎相对多一些，这和年龄有关系吗？

回答：

因为年龄的关系，中老年人的机体免疫力会低一些，免疫机制可能也会随着身体体内细胞的衰老而衰老，加上中老年人的活动能力、活动度可能没有青年人强，所以抵抗力可能会比较低一些。

所以中老年人特别要关注三个方面——营养、运动和睡眠。前两个上面我们讲到过，睡眠是很重要的，常年积累睡眠不足会影响保护屏障。如果有失眠的情况，可以在医生的指导下借助适当的药物帮助睡眠，充分的休息有助于机体恢复，这样的话，你白天精力充沛，保护能力也很足。当然了，药物当然有一定的不良反应，但在医生指导下正确使用，不良反应是可控的，而且正面的作用对你来说是一个保护机制，利大于弊。

内分泌与代谢病学科　王卫庆

赵强教授告诉你心脏病患者在疫情中要注意哪些

本文由上海市医学会心脏大血管外科专科分会主任委员、瑞金医院副院长赵强教授从心脏方面为各位解读。

问题一：

这次新冠肺炎疫情当中，很多合并心脏病等基础性疾病的患者的死亡率相对会高一点，这个原因是什么？

回答：

因为诸如慢性心血管疾病，像冠心病、心力衰竭、高血压的患者，本身有心脏疾病的一个发作过程，同时患者免疫能力、抵抗能力比较差，所以比较容易发生感染，那么一旦发生感染之后，基本上就会发展非常迅速。同时，新冠肺炎最主要的一个表现就是缺氧，心脏缺氧以后，它就会诱发、导致基础的心脏疾病的发作。

问题二：

在新冠肺炎症状当中，尤其是最开始的症状当中有一个叫作胸闷，但是我们知道心脏病也会发生胸闷，我们能不能分辨出来，胸闷究竟是因为肺炎引起的，还是因为心脏病引起的？

回答：

这是比较容易混淆的一个症状，我们知道新冠肺炎它主要的症状是咳嗽、乏力和发热。当然诊断新冠肺炎还需要影像学 CT 的检查，还有血液方面的检查，包括白细胞、C 反应蛋白。那么普通的心血管的疾病患者，他劳累以后，或者是在一个比较封闭的环境里面，通气不流畅的话，他也会感觉到胸闷，但是这两者还是有根本性的区别的。因为新冠肺炎，它毫无疑问是有发烧的，而慢性心脏病患者的话，它的胸闷的话往往是劳累以后才会出现，这类患者一般不会伴有发烧、咳嗽症状。

问题三：

像心脏病的这种胸闷跟肺炎的这种胸闷之间，人在感觉上会一样吗？比如说心脏病会不会更严重一些，胸闷的时间更长一些，甚至和心绞痛之间有明显的区别吗？

回答：

一般来说心脏病的胸闷有很多诱因，比如说过度劳累，或者是暴胀（进食太多会有暴胀的感觉）。心绞痛，如果是冠心病的话，它的胸闷、胸痛主要是在胸部的下端，而不是在整个胸部。心脏病患者的胸闷症状，通过休息和用药以后能缓解。而新冠肺炎患者的胸闷、憋气这种症状只会愈来愈重，这是某种病症发展过程当中，它可以有不一样的发展进程。

问题四：

对于心脏病患者来讲，可能会突发心肌梗死。在当前的这种有疫情的情况下，如果真遇到了心梗这样的问题，我们需要怎么样来进行处理？

回答：

一般来说，患者居家观察的时候，心脏病患者还是建议要规范用药，像抗血小板的药物、降血脂的药物，这些药物使用以后，能够使得患者的基础疾病保持平稳。患者如果发病，比如心绞痛，休息或者含服硝酸甘油或者是麝香保心丸以后，基本上 5 分钟就能够得到缓解。如果说服药后半个小时都不能缓解，或者出现冒冷汗、血压下降，说明疾病是处于不稳定的状态，或者是急性冠脉综合征，那么此时，就需要到医院去就医了。

问题五：

现在很多人都担心，觉得去医院会不会反倒染上病，所以有些可能症状比较轻的心脏病患者就会说，我这药能不能停一停？这两天状态还可以，我隔一天吃或者过两天我再吃药，可以吗？

回答：

我们不建议改变患者现有的药物治疗的方案，对于一些很轻症的患者来说，你只要加强用药、规范用药，那么症状都是可以控制的。如果你确实是需要配药的，也可以委托家人到医院门诊来配药，医院有便民门诊。你也可以去药店配一些药，网上的药店也可以购买，现在有很多途径来方便患者。

问题六：

如果没有按照原来的这种用药的规律和时间去用药，对心脏病患者来说可能会带来什么样的风险？

回答：

如果是冠心病患者，可能会诱发心绞痛，甚至急性心肌梗死；如果说是高血压，血压没有控制好的话，可能会出现脑出血；如果是心衰，没有规范用药或是停用，包括利尿剂这类强心药物，那么患者可能会心衰急性发作，出现气急不能平卧等症状。如果是两三天之内不能缓解的，病情可能会加重，要及时就诊。

问题七：

我们一直说“心肺功能”这个词，总觉得心和肺是连在一起的，这两者之间究竟是一种什么样的关系？

回答：

心跟肺是在胸腔里两个最重要的器官，心脏把血打到肺里面，首先静脉的血通过肺里面氧气交换，然后心脏再把动脉氧合的血打到全身。如果肺被感染了，那么血里的氧气浓度就会下降了，心脏打出去的血，它的氧含量就下降了，那么患者就感觉到缺氧了，同样这个过程当中，心肌本身也会缺氧，缺氧以后心肌的收缩功能也会减退。

问题八：

心肺是很密切相关的，我们前面讲的是可能因为新冠肺炎患者当中，如果有基础性的心脏疾病，可能死亡率会高。会不会有基础心脏疾病的这些人感染新冠肺炎的可能性也会高，有这种可能性吗？

回答：

这个可能还需要依据流行病的调查结果，从理论上来说，这些患者的免疫能力、抵抗能力是比较差的，所以不宜到公共场所人口密集的地方去，这些患者应该是属于易患人群。

问题九：

对于这样一个易患人群来讲，在新冠肺炎的时期，是不是更需要做好个人的防护？

回答：

是的。因为就目前来说，我们对于这些患者的一些忠告，就是没有特殊的情况，我们建议不要出门，在疫情没有消除减轻之前，居家观察，保持良好的心态、规范的用药，才能保持心脏疾病不发作、不加重，也减少了新冠肺炎的获得性感染的机会。

心脏外科　赵　强

李军民教授解读疫情期间血液病患者的注意事项

本文由上海市医学会血液学专科分会主任委员、瑞金医院血液科主任李军民教授为你解读疫情期间血液病患者的注意事项。

问题一：

一个患有血液病且发烧的患者，是否可以自行判断，自己的发烧是血液病而不是新冠病毒感染引起的？

回答：

疫情期间，鉴别血液病发热与新冠病毒感染后发烧，很重要的一点就是如果血液疾病本身控制得很好，却突然发烧，就一定要去做新冠筛查。

问题二：

新冠肺炎患者血液里的白细胞，包括淋巴细胞会下降，这是什么原因造成的？

回答：

人体内白细胞由粒细胞和淋巴细胞组成，一般常见的细菌感染，白细胞是增高的，以中性粒细胞为主，因为体内需要大量粒细胞清除细菌，但在病毒感染的情况下，中性粒细胞水平受抑制，这时候如果体内免疫反应比较好，淋巴细胞会被激活，有一定的增殖之后，就可以开始清除病毒，但是有些新冠肺炎重症患者，淋巴细胞会减少，尤其是那些危重患者，武汉一线的同事就告诉我，有的危重症患者淋巴细胞都归零了。

问题三：

还有一些新冠肺炎患者可能会出现出血的情况，该如何应对呢？

回答：

应该说新冠病毒，它对于我们身体各个系统都有损害，有些患者会有出血，首先它会引起血小板减少，这可能是病毒造成的。通常，血小板减少如果不是很严重，输入一定的血小板就可以补充了；要是病毒造成血小板生成不良，可以用一些促进血小板生成的药物。

有一些危重患者会出现继发性弥漫性血管内凝血改变(DIC)，这时候血小板减少、凝血因子缺乏，一方面可能来自肝脏受损，因为很多凝血因子是肝脏合成的，肝脏受损了，凝血因子合成不够了；另一方面病毒导致细胞因子风暴，将体内凝血系统激活后，会造成体内凝血因子、纤维蛋白原的大量消耗。

如果出现 DIC，除了给他补充一定的凝血因子以外，最有效方法还是治疗本身疾病，也就是找到 DIC 产生的源头：细胞因子风暴，也叫 CRS。我们血液科医生在嵌合抗原受体 T 细胞免疫疗法(CAR-T)治疗中，也会遇到 CRS，它的诱导的起源因子主要是淋巴因子中的白介素-6，但新冠肺炎 CRS 的起源是哪个因子，现在还不完全清楚。就像现在的指南里提到的，病程早期可以短期用点激素，但是不主张太多，因为它一旦已经发生了，单纯用激素是不够的，还是要找到引起 CRS 的关键因子，如果能尽快发现的话，把触发整个细胞因子风暴的触发点尽快抑制住，病情可能就可以控制了。

问题四：

对血液病患者来说，有没有需要特别防护的地方？

回答：

大家都知道，也可以经常看到血液病患者戴口罩，所以戴口罩是肯定的，而且这些患者长此以往已经养成了戴口罩的习惯，有些人甚至在病房里都戴口罩的。血液病患者容易出现感染，在血液病整个治疗过程中，尤其是大多数患者都要化疗，这会造成免疫力低下，所以手卫生是非常重要的，预防感染就需要洗手，对血液病患者来说，平时要养成很好的手卫生习惯。另外，我们给血液病患者有一个长期的要求，就是没事不要凑热闹，人多的地方不要去，现在他们更会遵照这一点。

因此，血液病患者对自己的疾病要有充分了解，也不用太紧张，在医生的指导下，明确什么时候是必须要去医院治疗的，什么时候可以等一等，还有没有简化一些的实施方案等。对血液病患者来说，只要兼顾好控制疾病和防控疫情两方面，就可以了。

血液内科　李军民

谢青教授解读新冠肺炎患者康复锻炼应注意什么

本文由上海市医学会物理医学与康复学专科分会主任委员、瑞金医院康复科主任谢青教授为你解读新冠肺炎患者如何更好地进行康复。

问题一：

新冠肺炎患者康复出院后，还需要做康复锻炼吗？

回答：

一定要康复锻炼，还没出院的时候，也应该有康复锻炼。实际上，目前是以疾病的症状、器官水平作为标准，来判断是否治愈，但是医学上也在关注，疾病好了以后，个体的功能好不好？能不能回归社会，回到家庭和岗位？这也是非常重要的标准。

问题二：

从轻症、中症、重症角度方面，您能不能做一个更详细的介绍？比如说轻症是否意味着不需要做什么特别干预，自然而然地就可以回归到正常生活当中去了？

回答：

轻症患者治疗用药较少，所以主要是以心理方面的辅助为主。另外，把他们隔离起来，也是为了防止疾病扩散，在这期间，他们需要保持体力，所以我们也能看到很多视频里面，方舱里的轻症患者会适度地运动，跳广场舞、打太极拳、做广播体操等这些都会有，大家在一起可以相互鼓励，对疾病的恐惧也会减少，而且对轻症的患者来说，也可以提高免疫力。另外，经历了这样一个疾病之后，大家也要习惯戴口罩、勤洗手，学会保护自己。

问题三：

重症患者可能会出现什么样的问题？该怎么办？

回答：

重症患者肺的结构、组织会受到损伤，他会有咳嗽、咳痰、胸闷、气喘等症状，另外，心功能也会受到损伤。发烧时，全身的器官都会有一定程度的影响。临床治疗是多学科的，比如有呼吸、心肺的或者是营养的，康复关注更多的是如何鼓励患者，每天为他制定一定的运动量，告诉他不用害怕，给他信心。

康复治疗师或康复医生，每天来关注患者的变化的时候，告诉你每天做哪些运动，可以舒缓肢体肌肉的无力，或者是久卧引起的一些关节的不舒服，特别有些老年人，可能还有骨关节疾病比如腰椎疾病等。只是轻症时，仅会引起一点不舒服，但躺久了以后，关节、腰背的疼痛可能又夹杂了呼吸道的症状，焦虑、担忧的情绪就更重了，这时就要由康复医生制定合适的康复的运动方案。

重症的患者，意识如果还是清楚的，在可能的状况下让他采取半卧位，在康复人员指导下，正确地进行一些呼吸运动，让他做一些肢体的运动，鼓励他做一些踝关节、肘关节、腕关节的主动运动，或者治疗师可以帮他做一些被动的运动，也是非常好的。

问题四：

危重患者可能都上呼吸机了，这种情况怎么办？

回答：

如果只上了呼吸机，我们也不用特别的害怕，在患者意识清楚的时候，康复人员还可以协助他进行远端肢体的运动，比如上肢的腕关节、肘关节的屈伸，手指的抓握，踝关节屈伸（踝泵运动），有助于减轻深静脉血栓。长期卧床，肢体很容易发生深静脉血栓和肺栓塞的可能，患者在床上稍微做一点小的踝关节、膝关节的屈伸活动，不用离床，也不会增加肺的做功，反而可以促进动脉血的氧合作用。

重症患者体征比较稳定的时候，可以靠着半坐起来，能很好地锻炼到膈肌的功能。人呼吸的时候，膈肌的做功占60%，它是横向生长在胸腔里，一旦坐起来，它就有一个抗重，这种状况下呼吸，可以扩大胸腔的氧的进入和二氧化碳的排出。

问题五：

上述基本是院内的康复，患者出院回家后怎么办呢？

回答：

可以选择太极拳、八段锦，还有国家提倡做的广播体操，都是非常好的。

康复医学科 谢 青

后　　记

在公共卫生事件发生时，人们常常因为对于未知病毒的不了解而产生过度恐慌。医学科普能够最大限度缓解这种盲目害怕的心理，辅助大众克服恐惧，正确面对。多年来，瑞金医院一直致力于医学科普、健康科普的广泛传播和有效传播，努力建设"健康教育无围墙"医院，做真正意义上靠谱的"健康知识生产商"。

2020年初新冠肺炎疫情来袭，瑞金医院率先开始抗疫应急科普宣传。瑞金医院宣传团队联合感染科、呼吸科、院感科等多个学科专家，积极策划、撰写科普稿，制作科普视频，推送新冠病毒相关科普内容，帮助大众做好自我防护、消除恐慌情绪，获得了很好的传播和口碑以及社会效益。本书科普选题和内容凸显专业性、权威性和可读性，力求通过深入浅出的讲解把学术性的医学术内容解释清楚，帮助读者加深理解。

上工治未病。如今新冠肺炎疫情仍在全球肆虐，在常态化疫情防控机制下，广大民众在工作、生活、外出旅行等方面仍不可掉以轻心，亟须做好各项防控工作。希望我们的著作能够帮助读者获取更多的新冠病毒相关的医学知识，并应用在生活实际的防控中，保护自己，保护家园。